养生先养气，养颜先养血

赵蓉 编著

天津出版传媒集团

天津科学技术出版社

图书在版编目（CIP）数据

养生先养气，养颜先养血 / 赵蓉编著 . —天津：天津
科学技术出版社，2018.8（2024.1 重印）
ISBN 978-7-5576-5546-4

Ⅰ.①养… Ⅱ.①赵… Ⅲ.①女性—补气（中医）—养
生（中医）②女性—补血—养生（中医）Ⅳ.①R212

中国版本图书馆 CIP 数据核字（2018）第 165323 号

养生先养气，养颜先养血
YANGSHENG XIAN YANGQI，YANGYAN XIAN YANGXUE

责任编辑：梁　旭
责任印制：王品乾

出　　版：天津出版传媒集团
　　　　　天津科学技术出版社
地　　址：天津市和平区西康路35号
邮　　编：300051
电　　话：（022）23332369（编辑室）
网　　址：www.tjkjcbs.com.cn
发　　行：新华书店经销
印　　刷：三河市天润建兴印务有限公司

开本 710×1000　1/16　印张 13　字数 160 000
2024 年 1 月第 1 版第 2 次印刷
定价：49.80 元

生命有三个要素：精、气、神；养生有三大法宝：补血、调气、安神。《黄帝内经》曰："百病生于气"，"人之所有者，血与气耳"。而在《景岳全书》中也讲道："人有阴阳，即为血气。阳主气，故气全则神旺；阴主血，故血盛而形强。人生所赖，维斯而已。"中医养生的核心便是气血，历代医家养生治病，都离不开气血的调养。清代医学家王清任对于气血的研究最为精到。王清任曾讲到"治病之要诀，在明白气血"，因为不管是内因疾病还是外感疾病，最开始不会伤及五脏，而是伤及气血，因此治病最为关键的就是调和气血。

气血之于女人，弥足珍贵。气血伴随女性一生的经、孕、产、乳等不同生理过程，充盈的气血，更是女性的养颜法宝，气血充盈，女人从头到脚、由内而外都会散发出来一种健康真实的美丽，这种美丽是任何化妆品和整形手术都达不到的效果。对于女人来说，想要拥有健康的体魄、美丽的容颜和优雅的气质，这一切都需要用气血来濡养。气血与健康、容颜，就像根与花，有了扎实的根，才会年年有花香；根的养分不足，开出来的花也不会娇艳。

　　本书通过十一个章节，依次介绍了养五脏调气血、女性特殊时期调气血、妇科病的气血调理、经络养颜养生补气血、巧用食物补气血、补气血调养子宫乳房等内容。一书在手，你会发现要获得高颜值其实很简单。

　　女人要美丽不能只靠化妆品和整容，真正的美丽源于气血充盈。现代手段制造出来的美女，怎么看都不如生活中养出来的美人更自然，更有亲和力。气血充盈的女人不仅气色好，身体也特别好，她们很少被妇科疾病困扰，由内而外，都洋溢着女人特有的香气。这本书就是专为那些追求健康和自然美的女性朋友设计的。可以说，此书为您提供了一份补充气血的大餐，我们也相信在给您带来健康的同时，也可以让您青春永驻。

目 录 CONTENT

第一章

气血有多重要，气血不好怎知道

第二章

小心那些坏习惯，让你气血美丽都亏虚

第三章

心肺不畅，气血不足，气色肯定好不了

第四章

肝肾两虚，气血亏损，容颜从此易消退

第五章

脾胃不和，气血失调，斯人独为此憔悴

第六章

十月怀胎一朝分娩，多少气血在流失

第七章

如果气血好了，妇科病自然也就少了

第八章

气血好乳房翘，女人一定"挺"漂亮

第九章

气血亏子宫寒，百病来找毁容颜

第十章

调气色，防衰老，经络保健是关键

第十一章

补气养血这么吃，健康美丽到天年

第一章

气血有多重要，气血不好怎知道

气，掌握人体的生杀大权

天和地只有阴阳和谐，才能够风调雨顺，五谷丰登；而人体也只有气血平衡，才会精神饱满，身体健康。

反之，如果天地阴阳不调，就很有可能发生洪涝，或者是干旱，造成自然灾害，老百姓没有办法生存。如果是身体的气血不平衡，可能就会胸闷气短，胸口就好像被一块大石头压着，喘不过气来。因此，一个人的身体是否健康，关键就是要看气血是否平衡。

那么，到底什么是气呢？中医上认为，人体的气有肝气、肺气、肾气、脾气、卫气、营气、宗气等。也许你会觉得气怎么这么复杂？其实，对于气的理解，你只需要记住一句话就可以："气，是人体的动力。"

古人云："气聚则生，气散则亡。"由此可见，气是生命的精髓。而且直到今天，当我们形容某人去世的时候，还是常常会说："某人断气了。"这里的"断气"实际上就是指人体的气散了，而气一旦散了，身体也就失去了动力，生命自然就结束了。

如果把人比作是一棵树，那么气就是树根，身体就是树干和树叶。只有根深才能够叶茂，气长才能够命长。养气就是养根，我们只有先把气养好了，养足了，身体才会更加硬朗、结实，百病不侵。如果根不好，树干和树叶自然就得不到充足的营养，正如《难经》中曰："气者，人之根本也，根绝则茎叶枯矣。"

在自然界当中，风起云涌，风吹草动，这些都是气的运动。那么，我们身体当中的气又是怎么运动的呢？

第一，身体当中的气具有人体发动机的作用。我们的生长发育、脏腑的活动、血液的运行、津液的输布等，都需要气的激发和推动。一个人如果出现了气虚，那么生长发育就会延迟，脏腑经络的功能也会减退，甚至会出现血行滞缓、水液不化、津液不布、痰湿内生等症状。

第二，气具有人体调节的功能。人体的体温是恒定的，既不能高也不能低。在炎热的夏季，室外的温度通常高达 40℃，但是人体的温度仍然维持在 36.5℃左右。到了天寒地冻的冬季，室外的温度可以达到零度以下，但是我们人体的温度依旧维持在 36.5℃左右。为什么人体的温度能够这样，就是因为身体里的气在遇到外面的温度降低时，就开始收敛、关闭，从而保持体温，而这也就是我们一遇到寒冷浑身就会起鸡皮疙瘩的原因。反之，当外面的温度升高的时候，人体内的气就开始发散，并且把多余的热排出体外，而这就是我们遇热身体会出汗的原因。

因此，气也被称为身体内的"空调机"，它能够调节体温，保持恒定。可是现如今，很多人都会借助空调机。天热了，开冷风；天冷了，开热风。殊不知，我们身体外的空调使用多了，身体内的"空调"功能就会减弱，所以，现如今，人们是越来越容易发热，也越来越怕冷了。

第三，气还具有人体稳压机的功能。我们身体当中的各种脏腑器官每时每刻都要承受着地球的引力，按照物理学的原理，它们随时随地都会有掉下来的可能，可是为什么它们的位置却是相对稳定的呢？这就是因为气，气的运动在人体内产生了很大的力量，从而可以抵消掉地心引力，让各个脏器保持平衡。不仅如此，气产生的力量还能够统帅血液，防止其溢于脉外，而且还可以有效控制和调节汗液、尿液、唾液的分布和排泄。如果一个人气虚，那么器官就非常容易下垂：脾胃之气虚弱，胃就很容易下垂；肝气虚弱，肝就容易下垂；肾气虚弱，肾就容易下垂；中气不足，脾肾亏虚，子宫就容易下垂等。

第四，气还具有人体能量转换机的作用。大自然中，水是可以转化成为电能的。而在我们的人体中，能量也是可以相互转化的，肾水可以转化为肾气，血可以转化为汗，水谷可以转化为血等，总而言之，身体内的精、气、血、津、液的相互转化及新陈代谢全部都是依靠气来实现的，而中医把这样一种能量转化的过程称之为"气化"。我们的气足，气化功能自然就强；人体气虚，气化功能就会减弱。

其实，我从医以来，接触过很多长寿的人。我从他们的身上发现了一个规律：他们体内的气都非常充足。我听他们说话，底气十足，声音洪亮而绵长。

给我印象最深的是一位108岁的老寿星，他每次在和我谈论长寿秘诀的时候，我都受益匪浅。老寿星走路稳健、精神抖擞。平时的她非常喜欢读书看报，而且经常会把报刊上面看见的新闻、养生保健常识等读给身边的人听，而且每一次在读的时候，她声音总是抑扬顿挫、底气十足。

所以说，底气足的人，身体内的气的运动就非常有力，气化功能自然强大，可以化邪、化湿、化寒、化毒、化脂、化瘤、祛百病，即使是不小心吃了一些不干净的东西，也没有多大关系，身体会迅速将其"气化"，代谢排出体外。中医上把这称为"正气内存，邪不可干"。

反之，体内气虚，说话有气无力的人，一般身体状况都不会太好，可以说经常是大病小病不断。这样的人，即使每天吃的都是健康食物，也可能会因为自身的运化不良，残渣留存在体内，给疾病滋生的机会。

有的人看到气如此重要，就认为想要身体好，只需要补足气就可以了，于是，许多人盲目进补。又听说补气的佳品就是人参，于是大家天天吃，日日补。结果，健康没有找回来，身体却"补"出了一堆毛病：头痛、烦躁不安、手足心发热、胸闷如堵、腹胀如鼓，等等。

实际上，这种盲目补气的方法是行不通的。虽然气是生命之本，但是气也是不能太过的，正所谓过犹不及，著名的中医大师朱丹溪曾说过："气有余便是火。"张景岳说："气不足便是寒。"

气大伤血，气太过了，血就会虚。比如大家可能经常会出现上火了，口腔溃疡，牙齿疼痛，咽喉干痛，身体感到燥热，大便干燥。而这种情况的火，实际上就是我们身体内多余的气。气一旦太过了，就形成了火，火太大了，那么就会催逼着血在身体内肆无忌惮地乱行。所以说，过和不及，这些都不是健康的养生之道。

血，五脏六腑的营养源

看起来我们的人体是非常复杂的，其实最根本的东西只有两样：一是气，一是血。《黄帝内经》中记载："人之所有者，血与气耳。"气血就是生命的根本，其他的东西全部是需要围绕着这个气与血的根本而进行运行的。

气，是人体的动力；血，是动力的源泉。如果我们把气当成是一架飞机，那么血就是飞机的燃料。

气和血属于一阴一阳，气无形而动，属于阳，血有形而静，属于阴；气有温煦推动的作用，血有营养滋润的作用；血的生成离不开气，而气也是不能够离开血而独自存在。

中医有"血为气之母，气为血之帅"之说。血无气的统帅和推动，就没有办法到达身体需要的地方；气如果没有血作为基础，那么就会成为身体当中的一股邪火。

气虚，人就会经常感到疲乏无力、气短懒言、食欲不振、头晕目眩、面色苍白；而血虚，人就经常会心悸失眠、形体消瘦、皮肤异常干燥、面色萎黄。

我经常会听到很多喜欢打扮的女性朋友抱怨现在的皮肤越来越粗糙、松弛老化，而且还很容易长斑、掉发。她们每照一次镜子，发出叹息之后，就会把大笔的钱送到美容院里面，结果换来的仅仅只是短暂的美丽，可能还不到一个星期的时间，皮肤又会原形毕露。

其实，所有的这些症状都是因为气血失衡引起的。气血失衡，气就不能够将血液按时运送到皮肤，那么皮肤就会因为缺少了营养物质的滋养，开始变得粗糙、松弛、老化；气血失衡，血也有可能会停留在皮肤的表面，从而形成色素，积淀在哪里，哪里就会形成斑。

斑是什么呢？中医认为，斑是气滞血淤的标志。发之为血之余，气血失衡，头发自然就会脱落了。所以，女性朋友想要改变这种情况，真正的调理必须要从调理气血开始。一个人只有气血平衡了，面色才会白里透红、神清气爽，每天都可以吃得下、排得出、睡得香，浑身上下都充满了活力，没有任何病痛，既健康又美丽。

下面我向大家介绍一下气血失衡出现的几种情况：

一、气滞血淤

我们身体当中的气是不断运动的，气升气降、气出气入，血液的流动、能量的转化、汗液的流出、大小便的排泄等，所有的这一切都是依赖气的运动。可是，如果有一天，气的运动在我们身体当中的某个地方突然停滞下来，那么紧接着，血液的流动也会随之停滞下来的，这也就是我们所说的气滞血淤。

"通则不痛，痛则不通。"气滞血淤出现在什么地方，那里就会出现疾病。如果气滞血淤出现在了心脏，那么人就可能会经常心慌、胸闷、心绞痛，甚至最后患上心脏病。如果气滞血淤出现在肺上，那么我们就可能会感觉呼吸困难，最后患上哮喘、肺炎和肺结核等疾病。如果气滞血淤出现在了胰腺上，人体的血糖可能就会升高，患上糖尿病。如果气滞血淤出现在了肝脏上，那么人的脾气就会变得急躁，从而可能患上肝炎、肝硬化和肝癌等疾病。如果气滞血淤出现在了胃上，那么人就会经常觉得胃酸、胃痛，最后可能患上胃炎、胃溃疡和胃癌。如果气滞血淤出现在了脑部，那么可能就会造成大脑的供血不足，轻者会头晕目眩，记忆力下降，而重者则有可能会患上脑溢血、脑血栓、脑梗死、脑萎缩和阿尔茨海默病等一系列疾病。正如《黄帝内经》中所说："气血不和，百病乃变化而生。"

二、气不摄血

气是血的统帅，气充足了，血才能够一切行动听指挥。而一旦气的统帅力量不足，那么血就会擅自做主，溢出脉外来，而这个时候，人们就会出现吐血、便血、崩漏、皮下瘀斑等情况。

三、气虚血淤

如果人体的气不虚弱，但是却被堵塞住了，那么这样就会导致血淤，就是上面我们提到的气滞血淤。可是如果人体的气虚弱，气已经没有办法推动血液运行了，那么这种情况下造成的血淤，就叫作气虚血淤。气虚血淤兼有气虚和血淤的表现，经常会表现出胸腹疼痛和突然中风等现象。

四、气随血脱

我们知道，气血是相互依存的，当血液大量流失的时候，气失去了依靠，自然也会随之外脱。气脱阳亡，这个时候我们的脸色就会变得非常苍白、手足冰冷，而且会大汗淋漓，严重的甚至还会当场昏迷。

五、气血两虚

气虚，血也虚，出现这样的情况经常是因为久病不愈损耗了气血引起，这个时候的人，看起来弱不禁风，面色淡白或者是萎黄，经常会头晕目眩、心悸失眠。

总而言之，气与血就好像是一对夫妻，一阳一阴，谁也不可能离开谁，二者和谐相存，身体自然就会平安健康，但是一旦它们发生矛盾，我们的身体就会出现问题，病魔缠身。

女人气血好，衰老才不来找

女人一生要经历经、孕、乳、产等失血过程，而且，女性较男性情感丰富，爱流眼泪，眼泪也为血液所生。因此，无论从女性的生理角度上说，还是从其心理特点上说，女人的一生都在大量耗费着血液，因此，女人离不开血，而且迫切需要血。

女性缺乏肝血，就会早生皱纹、面色枯黄、唇甲苍白、头晕、眼花、乏力、心悸等，而且还会迅速衰老，有的人还会出现四肢麻木、月经量少、闭经等。

现如今，25～30岁的女性经常会出现痛经、闭经、乳房胀痛有肿块、两肋胀痛，甚至不孕等症状；36～50岁的女性易出现情绪失调，并伴随着头晕头痛、失眠健忘、食欲下降等人们通常说的更年期综合征的症状，还可能长黄褐斑。

女人体内的肝脏是个大血库，负责贮藏、调节、分配血液。肝脏中的血液，除了要保证心脏的正常供应外，还要及时将血液运送至其他需要血液的地方。我们所做的每一个动作，哪怕是转动眼球这个微小的动作，都需要通过肝脏供血来完成。

肝脏还会根据身体情况调节循环血量，身体处在睡眠状态的时候，需要的血液量会降低，部分血液回流至肝脏储藏，等到我们开始工作或者进行剧烈活动的时候，血液就会通过肝脏输送至经脉，供全身所需。

女性朋友大都心思细腻，多愁善感，正是由于心思缜密这一特点，女性比男性更容易出现肝气郁结。

从五行理论的角度上说，肝属木，脾属土，木克土，脾土受肝木管辖，即肝为脾的直接上司。通常情况下，它们各司其职，身体也就处于健康状态，可一旦我们生气、郁闷，就会导致肝气过旺或肝气郁结，这样一来，肝就会将所受之气撒到其下属——脾胃上面，进而引发肝旺脾虚，中医将这种现象称作"木旺乘土"。

我们都有这样的体会，周围很多人都会说"气得我吃不下饭了"，实际上，这就是肝气郁结，将气撒到脾胃上的结果，脾胃受迫，运转起来自然会不畅快，整个人也就变得没有胃口，不想吃饭了。

因此，女性生气不想吃饭其实是身体的本能反应，只有畅通肝气，进而顺过脾胃之气，才会有食欲。

此外，肝气郁结还会导致乳房胀痛、月经不调，甚至出现子宫肌瘤。平日里，女人们会被眩晕、反胃、腹泻、呕吐、打嗝、便秘等脾胃疾病折腾得非常难受。

肝的面部反射区为左脸颊，因此，人一旦肝火旺盛，左脸颊就会长痘痘，肝气郁结，若是不根据自己的五行属性胡乱吃补药，很容易长色斑。若色斑成片长出，你就要提高警惕，很可能是抑郁症、重大肝病的警戒信号。

女人过度思虑很容易伤肝，如果此时再由于性格问题等常常压抑自己的情绪，在很多事上钻牛角尖儿，跟自己较劲儿，那就更加容易患肝气郁结、肝血不足症了，考虑到自己的身体，女人们也应当及时调整情绪，养肝护肝才对。

通过上述介绍我们不难看出，肝脏与女人的容貌之间有着密切的关系，女人一旦忽视肝脏健康，皮肤就会变得枯黄，长出色斑，这对于容颜来说是灾难性的，对于女性朋友来说是难以接受的。既然这样，从现在开始，你就要做好养肝护肝的工作。

气血不调，容易导致脂肪堆积

一个气血协调的人，身体中的内气运行正常，进餐之后，可以充分吸收有用的营养，排除体内的废气，化解身上多余的脂肪，这个人的身体自然是不胖不瘦了。而一个气虚的人，身体的气行不充分，进餐之后，原本应该吸收的营养却没有吸收，应该排出的废物没有排掉，该运化的没有运化完，结果，这些没有被排出运化的东西就转换成了脂肪，堆积起来。脂肪是什么呢？其实脂肪就是我们体内没有被消化掉的垃圾。

肝脏上没有运化掉的垃圾叫作脂肪肝；血管里留存的垃圾叫作高血脂；肚皮上没有被消化掉的叫作赘肉，所以，肥胖的根本原因是气虚，是一个人气虚最为明显的特征。人之所以胖，就是因为气太虚。气虚以后，人体内气就缺乏了运动的能量，气化的功能一旦变弱，脂肪与其他的废物就很难代谢到身体之外，于是，人的脂肪就开始渐渐积聚。人在吃饭以后，胃气对食物进行消化，脾气会将运化完之后最为精微的物质传送给肝，转化为血液，再输入到心脏之中，而将那些废物传送给肝脏，最后以粪便的形式排出体外。

《黄帝内经》中记载说"有胃气则生，无胃气则死"，中医将中气称之为后天之本。除此之外，人体内还有元气、卫气和营气，它们帮助身体转化能量和排出废物。

有的瘦人吃很多的饭，但是就是不长肉。人之所以瘦，就是因为血过于虚弱。血虚，火就会非常旺。火是什么？火就是多余的气。气一旦多了，动力也就过于大了，不仅将应该气化的化掉了，而且将一些不应该气化的也化掉了，瘦人的新陈代谢过强，导致身体处于一个非常亢进的状态，所以，消瘦的最终原因是血虚，而消瘦也成为一个人血虚最明显的特征。

中医将看病称之为调理，就是将气血恢复到最平衡的状态，气虚的时候就会发胖，而气不足的原因有四种，因而我们将肥胖分为四类：

第一种是气虚，就是说，这个人本身就是中气不足，气化功能弱，不能将体内的脂肪完全气化掉，在古代称之为"脂人"，形体匀称。一般的情况下，气虚的人寡言少语，很少运动，不爱冒险，总是无精打采的，气喘吁吁，说话的时候，总是虚弱无力的；容易感冒，一感冒就很难康复。看一个胖人是否气虚，就应该特别注意舌头。气虚的胖人一般舌头比较肥大，舌边淡红，边缘有齿痕。气虚的胖人很少讲话，容易疲乏，还经常健忘。

第二种是阳虚，也就是说人体中的阳气非常虚弱，导致体内运化功能减弱，在古代称之为"肥人"；他们非常怕冷，天气很热的时候还穿着秋裤，手足冰凉，精神萎靡，大便溏薄，小便清长。

在《黄帝内经》中记载："阳气者，若天与日，失其所，则折寿而不彰。"阳气包含肾阳、心阳、脾阳。肾阳不足的时候，生命力就非常弱，所以会肢冷、怕冷、肤凉；脾阳不足，消化功能就会降低，所以会大便溏薄；同时，肾阳在不充足的时候，肾水就不能正常蒸腾上升，转化为肾气，在肾气不足的情况下，小便就会清长，甚至出现阳痿的病症。

第三种是痰湿，指人体内的气本来不是虚弱的，但是因为身体内的痰与湿热长久存在，这两样东西结合在一起，让身体中的气无法正常运行，导致了气虚。在古代称之为"膏人"，体内有痰湿的胖人一般额头上油光可鉴，眼睛下经常是两个很大的肿眼泡，而且痰多胸闷，喜欢吃肉。

那什么是痰呢？痰是由脾、肾、胃运化以后而形成的废弃物，在中医上有"肺为贮痰之器，脾为生痰之源"的说法。痰可以分为内痰和外痰，藏在脏腑之中的痰我们无法用肉眼看见，但是在皮肤下的痰，我们却能够看到，它就是一个肉瘤，可以长在身体的任何位置，我们中医管这个肉瘤叫作痰核。

那湿是什么呢？水进入胃里以后，水的精气就会运化到脾上，脾会将从胃中吸取的精气传送给肺，肺气沉降，调理水道，将水下沉到膀胱之中，通过这样的循环，水和津液就循环到身体各处。如果脾与胃的功能都出现问题，水的运化不是很及时，水就会在身体某个位置停留下来，自然形成了湿。湿就在身体中变为了死水，这样就降低了气的运化功能。

第四种是湿热，是指身体中的湿热互相结合，妨碍了身体中气的运行，在古代这种胖人称之为"肉人"。

《灵枢·卫气失常》中记载："肉人者，上下容大。"他们脾气暴躁、易冲动，容易发火。湿热在体内留存，排不出去，导致胆气上溢，嘴巴干苦，易怒。这类人脸上还会经常长痤疮、粉刺，主要是因为体内的湿气积聚，无法排出；同时食欲很强，能吃但是不表示胃功能正常，也是脾胃虚弱的一种表现。体内的湿热对胃造成影响，胃有湿热，胃受热以后，它的消化功能就会增强，这个时候人的食欲就会大增，经常会感到饥饿。然而，胃吸收得过多，就会加重脾的运化负担，脾可以充分起到运化作用，脾的负担也会妨碍气的运化。

这类肥胖人群的特征一般是舌质偏红，苔黄腻，体内的热积聚越久，舌苔泛黄的程度也就越重，所以舌苔的颜色越深，证明体内的湿热也就越严重。如果身体内的热大于湿，就会导致大便干燥；湿气大于热气，就会造成大便黏稠，小便短赤。眼睛内充血，都是湿热型肥胖人群的常见症状。

精神萎靡，很可能是气血不足

人体的气血滋养着全身组织、器官，气血充足，整个人都会精神百倍，做什么都干劲十足，活蹦乱跳；反之，如果气血不足，整个人都会无精打采。

从中医的角度讲，人体由精、气、血、精液构成，气为人体的物质基础，气化运动即为人体之生命活动，因此，气也为生命活动之基本物质。生命活动即为气之运动，气血充足、气机畅通，人体才可确保正常的生命活动。

具体来说：肺气充足，人才能正常呼吸；脾胃之气充足，人才能知饥渴；心气充足，血液才可运行至全身、面部，整个人看起来红光焕发；肝气充足，人才会拥有良好的情绪，心情舒畅；肾气充足，人会拥有健旺的精力。从这里我们也能看出，气对人体来说是多么重要，尤其对于女性朋友来说，想要光彩照人、魅力十足，首先要保证自己体内的气血充足。

女性朋友平时没事可以练练瑜伽，因为瑜伽能平衡阴阳、调和气血、疏通经络，尤其能旺盛人体之元气，促进呼吸、消化、循环和神经系统、内分泌系统功能。

此外，常练瑜伽还可改善气血循环。练习瑜伽能够锻炼呼吸系统，最显著的变化为呼吸减慢、加深，呼出的气体里面二氧化碳增多，氧气量减少，气体代谢量显著下降。瑜伽对心血管系统机能有非常好的影响，能够促进血液新陈代谢，消除炎症、缓解疼痛；既能够让毛细血管扩张，促进微循环，提升血液带氧数量，还能促进血管收缩，活血化瘀，让血管壁上的沉积物被带出。

练瑜伽还能推动物质循环，在人体气血循环带动下，人体中的物质也可加速循环。气血循环能够带动营养物质循环，把人体需要的氧气、营养物质输送至全身各处；并且，在气血循环带动下，人体中的废弃物可以被排出去。练习瑜伽能够加速胃肠排空，降低人体毒素吸收，加速唾液分泌，促进肠胃功能，排出体内毒素，还可促进人体新陈代谢、内分泌系统功能。

人体系统是不断变化的能量循环系统，身、心间的阻隔通常可以引起整体能量失衡的连锁反应。瑜伽作用在人体会迫使身、心能量高纯度的序化，处于高能状态，促进体液分子活化，促进生物酶合成、人体系统能量循环平衡，进而达到提升人体生命能量，激发人体潜能，最后达到强身健体、延年益寿的目的。

气血不旺盛，眉毛就不好

我们都听说过这样的话："眼睛是心灵的窗户。"那眉毛呢？多数人都将眉毛当成脸上的"装饰品"，然而事实并非如此，眉毛还是健康的晴雨表。眉型、眉毛浓密度，眉毛结实与否，都反映着身体健康的状况，如果我们平时多观察自己的眉毛，就能够及早发现这其中的健康秘密，对于疾病的防治有非常大的好处。

朋友的女儿张友佳今年 15 岁了，眉清目秀，非常招人喜欢，不过她的性格内向，所有事情都压在心里，不喜欢和人交流，甚至都不和自己的父母交流。那天不知道为什么，张友佳在家里偷偷地流眼泪，妈妈在一旁安慰她，替她擦眼泪，可是擦着擦着，妈妈发现女儿的眉毛脱落下来，妈妈觉得有些担心，赶忙带着她到我这里。我翻开她的眼皮，发现他的眼皮上有一块豆粒大小的白斑，我断定她得的是晕痣，这是白癜风的一种。

其实，眉毛脱落，出现白斑，即为气血不足的早期信号。像这个孩子所患的病，发现得早还能治愈，可如果发现得晚，就很难治愈。

眉毛长粗、浓密、润泽，说明人体气血旺盛；反之，眉毛稀短、细淡、枯脱，说明气血不足。白癜风这样的皮肤病与气血失调有着密切关系。白癜风虽然病在皮毛，但主要病根为正气不足、气阴不足、肝肾亏虚，再加上风邪外侵、客于肌表、脉络阻滞，肌肤失去滋养而发展成此病。临床上治疗此病以益气养阴、疏表散邪、养血祛风、滋养经络为主。用纯中药制剂就能够改善患者的血液循环，调节身体内分泌，提升免疫力，进而迅速提升酪氨酸酶活性，促进黑色素细胞平衡，恢复微循环，再生黑色素，同时有序地修复黑色素缺陷基因，促进肌肤正常色素健康正常，提升肌肤对光线的敏感性，彻底解决复发因子，不管白癜风病程长短、面积大小，通过治疗都能在短期内控制白癜风扩散。

下面就来具体介绍一下眉毛的不同表现反映的不同信号：

一、眉毛干枯

正常情况下，眉毛应当油亮、有光泽，如果眉毛梢直、干燥，还伴随着月经不调，眉毛黄、干枯，多是肺气虚所致。

二、眉毛脱落

眉毛稀疏，容易脱落的人多气血衰弱、体弱多病，此类患者易手脚冰凉，肾气相对较弱。甲状腺功能衰退、脑垂体前叶功能衰退者，眉毛容易脱落，特别是眉毛外侧 1/3 的地方脱落更严重。严重贫血可能会出现眉毛脱落，麻风病患者病变早期，外侧皮肤肥厚，眉毛容易脱落。斑秃患者也可能伴随着眉毛脱落。

三、眉毛下垂

多数面神经麻痹患者眉毛易下垂，如果是一侧眉毛下垂，说明患的是面神经麻痹，眉毛较低，无法向上抬举。有些人单侧上眼睑下垂，使得一侧眉毛显得略高。

四、眉毛冲竖

眉毛冲竖而起，即为病情危急征兆，此类患者应当及时救治。

五、眉毛过于浓密

眉毛浓密为体质较强的象征，可是，女性眉毛过于浓黑，很可能为肾上腺皮质功能亢进所致。眉毛短粗，多是性急易怒，应当提防患上疾症。

六、眉毛过长

古人认为眉毛长是长寿的象征，因此称长眉为"寿眉"。但是研究发现，寿眉和调控失衡有关，青中年人出现寿眉可能为肿瘤、免疫性疾病等的早期外在表现。寿眉发生愈早，机体调控失衡痊愈的越早，衰老的越快，肿瘤发生概率越高，因此，45～50岁后出现寿眉较符合生理衰老规律。青、中年人出现寿眉，特别是丛状、束状患者应当定期体检，及早发现，及早治疗。

七、眉毛倾倒

说明病得非常严重，很可能为胆腑病变。

在此提醒大家注意，有的女性为了让眉毛又细又弯，拔去多余的眉毛。

有的女性朋友甚至把整个眉毛都拔光，之后煞费苦心去文眉，岂不知，眉毛并非没有用的东西，人体的防御功能是通过各种组织完成的，眉毛也有防御之功，眼睛如果没有眉毛来遮挡，汗水、雨水就会流入眼中，刺激角膜、结膜，诱发角膜炎、结膜炎，甚至诱发角膜溃疡。

眉毛周围神经血管丰富，如果经常拔眉毛，会对神经血管产生不良刺激，导致面部肌肉运动失调，诱发疼痛、视物模糊、复视等症，还可能会诱发皮炎、毛囊炎等。此外，经常拔眉毛，可能还会导致眼睑松弛、皱纹增多，进而影响整体美观。所以，提醒广大女性朋友，即使爱美，也不能轻易拔掉眉毛。

看面色，面色红润，气血充盈

形容人气色好的时候，我们经常会说他"面如桃花"，女人们为了自己的这张脸可是费尽了心思和金钱购买高档化妆品，实际上，若不懂得内调外养，再昂贵的化妆品也是没有用的，进再高级的美容院也不过是在解决表面问题。因为只有气血才是决定面色最根本的因素。一个人，只有拥有充足的气血，面色才会如桃花一般红润。

我们还是小女孩的时候，大都面色通红，就好像个红苹果，但是长大之后，再想拥有红润的面庞就不那么容易了。甚至会变得面色苍白，或是有点发黄。那么为什么原本白里透红的肤色会变得苍白或暗黄？主要是气血不足所致。

人体气血之盛衰经常会从面色显示出来。面色就是人体健康的晴雨表，可以反映人体健康状况。面色主要包括以下几种，下面就来详细介绍一下每种面色所代表的人体状况：

一、面色苍白

从中医的角度上说，面色苍白大都为虚症、寒症、失血等引发的。呼吸系统状况不佳者大都面色苍白；久病体虚、大出血、慢性肾炎等患者均面色苍白；贫血倾向者会由于血色素不足而面色白兼萎黄。

二、面色发黄

从中医的角度上说，面色发黄为体内湿热所致，黄色晦暗多为寒湿；面色萎黄，多是心脾虚弱、营血不足；面色浮肿多是脾虚有湿。

三、面色发青

多是气血不通、脉络阻滞引发的。心力衰竭、先天性心脏病、肝病都会使得血液里面废物过量，导致面色青紫。

四、面色潮红

多是热症，血得热则行，脉络充盈，血流加速，皮肤就会呈现出红色。高血压患者常常满面红光；而肺结核患者大都会因为低热而颧部绯红。

五、面色发乌

多为肾病、血淤症等重症。长期使用某些药物，如抗癌药、砷剂等，均会诱发不同程度的面色发乌。

从面色光泽、湿润度来看，健康皮肤皮脂、汗水分泌畅通，皮肤柔软，可能会由于气候原因而出现皮肤干燥、多风、寒冷等。疾病也会导致皮肤干燥，比如糖尿病。

气血不足不但会导致面色差，还会诱发各种皮肤疾病。皮肤为人体的"远端器官"，显示着人的精神风貌，它的生理功能和气血有着密切关系，如果气血运行失常、阴阳失衡、脏腑功能失调，就会诱发各种皮肤病。

气血是脾胃消化食物生成的，饮食不节，脾就会失调，气血生成不足，进而无法滋润肌肤。也可能是由于偏食辛辣、油腻食物，在体内生成湿热，上升至面部，形成斑点。

气血依靠肾脏凝聚而成，压力过大、月经不调均会诱发肾虚，肾脏中的阳气不足，无法形成一股力量流遍全身，只得四处弥散，气血淤积至面部，形成黄褐斑。

气血藏于肝脏之中，若劳累过度、情绪不佳，均会诱发肝气郁结，导致肝藏血不足，气血运行不畅，肌肤不能被滋润，进而出现斑点。

看皮肤，脏腑不适，气血受阻

人体是个有机整体，各个部位都与这个整体有着密切关系，局部与整体之间有着密切关系，局部健康，整体才健康；整体功能健康，机体的各部分功能才健康。中医认为，皮肤的健康状况能够反映气血运行状况。

我们都能感受到这一现象：年龄越大，皮肤就会变得越粗糙、干燥，弹性也会逐渐变小，过了三十，皱纹就会逐渐增多，皮肤颜色发生变化，质感也会变差。人体的各种疾病，尤其是慢性疾病，会由于长期耗损气血、精力，使得人体变得虚弱，肌肤也随之发生变化。下面就来详细介绍一下脏腑功能变化对皮肤颜色的影响。

一、肝功能变化

肌肤发黑发黄，特别是脸颊处出现明显黑印时，可能为肝功能异常。在我们的皮肤上，分布着大量毛细血管，血液不断流动，供给肌肤所需营养，若肝功能差，有毒物质会在血液中循环，伤及皮肤，进而使得皮肤颜色发生变化。

二、脾胃功能变化

皮肤上常常长出小痘痘、粉刺，很可能为脾胃失常所致。脾胃主气血生化，我们吃下去的食物会通过胃来消化，之后通过脾将食物转化的营养物质转化成人体所需气血，一旦脾胃不和，会影响人体内分泌过程，进而导致内分泌失调，使得皮肤气血受阻，生出痘痘。

三、肾功能变化

若清晨起床时眼皮、眼睑水肿，面部皱纹突然消失了，很可能为肾功能出了问题。肾主管排泄体内代谢废物、有害物质，进而维持体内内环境的稳定，肾功能异常容易导致肾气不足、下利运行受阻，进而影响废液排出体外，使得身体积水，诱发水肿、浮肿等。

看头发，脱发落发，气血虚弱

每个人都想拥有一头乌黑浓密的头发，然而事实总是不那么尽如人意，多数人的头发都会出现以下问题：毛躁、枯黄、分叉、打结、脱发等。因为头发所需的营养很难被充分供给，枯萎衰败就会跟着出现。几乎所有的脱发、发质问题都是头发营养补充不足出现的问题所致。

外甥女今年 20 岁了，原本拥有一头乌黑靓丽的头发，可是有一天清晨醒来时，却发现自己的头皮上有三块地方都没了头发，光秃秃的头皮上泛着白光。一大早急匆匆地来到诊所问我是怎么回事。经过一番诊断之后，我觉得她所出现的斑秃属身心疾病的范畴，为一种皮肤神经官能性疾病，主要和肝肾不足、气血虚弱有关，七情内伤、精神抑郁、劳伤心脾导致气滞血淤，毛发由于失去滋养而脱落。经过一段时间的身心调养之后，外甥女头上斑秃的地方又都重新长出头发，黑发如初。

头发状况和督脉相关，督脉起于胞宫，它的分支从脊柱分出，属于肾。因为督脉循行在脊中，入络于脑，向上过头顶，向下属于肾，在肾、脊髓、脑髓、头发间形成通路。因此，肾中精气旺盛时，髓海充盛，督脉之经气即可上行滋养头发，这样一来，头发就会乌黑浓密、有光泽。

毛发的营养源于血，它的生机根源是肾。肾为先天之本，藏精之处，不仅藏着先天之本，还藏着脏腑水谷的精气，也就是后天之精；可以滋养脏腑、组织，为维持生命、生长发育的基本物质。头发的状况和肾气的充盈与否密切相关。

第二章

小心那些坏习惯，
让你气血美丽都亏虚

心若不舒畅，气血怎么能顺畅

中医认为，人体的阴阳气血平衡能够维持人体的正常生理活动和功能。如果一个人的情绪不稳定，喜欢烦躁，容易发怒，那么就会让人体的气机紊乱，进而气滞，导致血瘀。而血瘀又会加重气滞，如此循环往复，久而久之，气滞血瘀形成了体内的蕴毒，就会让病气无法顺畅地排出体外，时间一长，病气将会浸入到骨髓，这样就会造成血液的生成过程出现一些变异，形成难以治愈的血液系统疾病。

可以试想一下，在你的内心非常生气和愤怒的时候，你的身体会出现什么情况呢？当然，你的身体也会处于一种生气和愤怒的状态。那么你继续想一想，如果你的身体处于生气和愤怒的状态，那么你的气血运行和状况会非常通顺和顺畅吗？答案显然是不可能的。

同样的道理，当你的内心非常紧张和焦虑，那么你的身体会处于什么样的状态呢？很显然，也只能够处于一种紧张和焦虑的状态。当然了，同样的道理，处于紧张、焦虑状态当中的身体，其气血的运行状态也是不可能通畅和顺的。

《黄帝内经·素问·举痛论》中记载："余知百病生于气也。怒则气上，喜则气缓，悲则气消，恐则气下，寒则气收，灵则气泄，惊则气乱，劳则气耗，思则气结。"传统中医讲："怒伤肝，恐伤肾，忧伤肺，思伤脾，喜伤心。"养生专家，王凤仪老人则说："怨伤脾，恨伤心，恼伤肺，怒伤肝，烦伤肾。"

由此可见，不良的情绪会影响你的气和血。

而且，我们从中医经络学上来看，人体内的气血就好像是大自然当中的河流，"流水不腐"的道理相信大家都知道，人体气血的河流也同样需要"流动"，简言之就是经络必须保持通畅。

当气血像河流当中的河水一样运行有序，没有受到阻滞而流速非常平稳的时候，才可以让血液保持一种健康的状态。

如果水流被堵，那么我们必须要去疏通河道，同样的道理，如果血流、气流阻滞，那么也必须消除清瘀，以便气血更加流畅。

中医上将人体免疫力，也就是人体的抗病能力称为"正气"。"正气"不仅可以防御"外邪"的侵犯，而且还能够与侵入人体的病邪进行激烈的斗争。"正气"的防御作用减弱，"外邪"就会非常容易侵入机体，导致患病，正所谓中医上面所说的"正气存内，邪不可干"，"邪之所凑，其气必虚"。

一个人的人体免疫力想要提高的话，一方面需要增强体质，也就是我们要经常进行体育锻炼，比如气功、太极拳、跑步、登山等运动，从而让我们的体质更加健康，增强身体的抵抗能力；另外一方面，保持一个积极而乐观的心态。俗话说"气生百病"，不良情绪就是致病的根源。既然如此，我们就需要在日常生活当中保持心情的平静，排除烦恼，千万不要过度的高兴或者悲伤、惊恐，这些不良情绪都会对人体的脏腑造成损伤。

房事不协调，增加气血的流失

性爱，这一词语对于很多人而言，特别是女性朋友，是一个非常敏感，而且是很难为情的话题。因为有的时候，性爱和人体的肾脏有着非常密切的关系，因此，当我把一些情况告诉给某些女性患者的时候，这些女性患者都会不好意思。

其实现如今，已经有很多人都意识到了，性爱绝对不是暂时的欢愉那么简单，因为它和人体的先天之本——肾有着密切的关系，因此，它对于人体的气血和健康也将产生非常重要的影响。

相关研究表明，性生活不和谐，或者是已经属于大龄青年，但是却从来没有进行过性生活的女性，患有乳腺癌、乳腺增生的概率要比经历过性生活的女性高。

而且在《三元延寿参赞书》中说："男女居室，人之大伦，独阳不生，独阴不成，人道有不可废者"。由此可见，性爱也是一项必不可少的养生之道。

当然了，这里说的性爱是要适度，如果纵欲过度肯定也是不行的。孙思邈说："恣意情欲，则命同朝霞也。"肾是先天之本，它具有孕育生命、培养五脏的作用。肾藏精，精是气血生化的重要原料之一。假如一个人纵欲过度，那么他的肾精就会大量外泄，这样就造成了肾精虚的状况。而一旦精虚，人体的气和血生化无源，自然就会出现气虚和阴血虚的症状，从而还将伤害到其他脏腑，导致早衰或短寿。

因此，中医认为："房中之事，能生人，能煞人。譬如水火，知用之者，可以养生；不能用之者，立可尸之矣。"也就是说，性生活有好的一方面，也有坏的一方面。男性就好像是火，而女性则好像是水，水和火之间如果不交融，那么情况必然是阳者更阳，阴者更阴，也是不能够达到阴阳平衡的状态的。可是如果纵欲过度，水和火过度交融，自然水就会被火耗干，火也会被水浇灭。

当然了，除了一个度的问题之外，错误的性爱方式也将会伤害到我们身体的气血，折损健康，从而打破人体的阴阳平衡状态，也就是中医常说的"欲有所忌"、"欲有所避"。

首先，我们来看一看性爱和四季的关系。

之所以我们把季节和性爱之间扯上关系，就是因为季节是人体阴阳气血状态的一个呈现。那么，如果是按照季节规律去进行性生活，就等于是促进了人体当中气血的阴阳平衡。

对于性的说法，民间多冠之以"春"字，比如人们常说"春梦"、"春宵"等，由此可见，性在春季是最为旺盛的。

春季也是阳气开始生发的季节，我们人在此时也和万物一样，在生理上呈现伸展的特性，对于性的渴望也将和天气一样开始逐渐活跃起来，所以，我们也应该去顺应这个生发的特性，千万不要压抑性渴望，尽量让自己的身心保持一种愉悦的状态，但是一定不要过度。

到了夏季，阳气偏旺，因此，这一季节我们对性的欲望也是相对较强的。在性生活方面应该随其所愿，让身体当中的阳气不要受到任何阻碍，顺畅地向外宣通发泄。但是，由于夏季炎热，耗气伤津，外邪非常容易入侵致病。而性生活又是一项剧烈的活动，因此在夏季，我们需要注意不要让阳气过于亢奋，在做到自我控制的同时，千万注意不要着凉。

《素问·四气调神大论》曾指出，秋天应该"使志安宁，以缓秋刑，收敛神气，使秋气平"。在秋季，养生需要注意的是修身养性，思绪宁静，保持平静，以适应秋燥。所以在性爱这方面，就必须要注意收敛节制，开始适当地减少性生活的次数，不要让身体当中的阳气过多地向外发泄，因为此时身体内的阳气将是你在冬季里抵挡严寒的重要物质。

到了冬季，大自然和人体自身的阳气都开始进入到了蛰藏的阶段，因此，性生活也应该进行严格控制，尽量减少频率。《黄帝内经》中曾经提到："冬不藏精，春必病温"，这句话的意思是说，如果冬季不注意收藏肾精，那么就会导致身体当中的精气过多地外泄，这样就容易气弱肾虚，那么到了第二年的春季，在万物开始生发的时节，身体自然就失去了抵挡病邪的能力。

除了季节和性爱有着密切的关系之外，情绪和性爱之间也是互相影响的。

我们都知道，情绪对于脏腑气血之间有着明显的调摄，除此之外，它还能够通过性爱对肾精起到一定的作用。因此，中医认为，如果女性不愿意进行性生活，那么男性千万不要去强迫她。《三元延寿参赞书》说："强力入房则精耗，精耗则肾伤，肾伤则髓气内枯，腰痛不能俯仰"，这句话说明在两性生活当中，如果不顾体力和情感，勉强行房将会给身体带来严重的伤害。

如果一个人肝火正盛，情致激动，那么在这个时候进行性生活的话，就会导致气血在不调的情况下又会有所耗损，等于是火上浇油，伤肝损脾。而且，一旦通过这样的性爱受孕，还会影响到胎儿的生长发育。

因此，为了避免没有达到性意愿和性兴奋就开始的性行为带来的伤害，性前戏就显得非常重要了。

《千金要方》就曾指出，在交合之前，"必须先徐徐嬉戏，使神和意感良久，自觉阳气渐盛，方可慎而交合"。

另外，除了季节和情绪需要注意之外，女性朋友还需要注意，千万不要在自己醉酒或者是爱人醉酒的情况下进行性生活。因为根据临床数据显示，月经不调、消渴等病，经常是与酒后性爱不当有一定关系。而且《三元延寿参赞书》曾经也说"大醉入房，气竭肝伤……女子则月事衰微，恶血淹留"。

还有就是在病中和病后的康复阶段也不能够进行性生活。病，中医认为是伤元气的事情，人体在病中和病后，元气是非常虚弱的，如果这个时候硬撑着进行性生活，就会让人体的元气更加虚弱，难以复原，从而导致疾病不但不能够痊愈反而加重。比如，患有眼部疾病的人，如果疾病没痊愈就进行性生活，很有可能会导致失明；结核病、肝脏病、肾病等慢性病人在病未痊愈的情况下进行性生活，轻者病情加重，重者死亡。

总体而言，除了避开以上的错误的性爱方式之外，我们还需要注意饮食，千万不要忘记饮食对身体的影响。

中医认为"性凉，多食损元阳、损房事"，经常吃寒凉的食品会导致肾阳不足，精少阴冷，因此不要多吃。另外，咸味入肾，适当的咸味是可以起到养肾的作用的，但是如果过量则能伤肾。

而一个人如果脾胃不好，那么食物就不能运化成精血，必然会出现精亏血少、体虚气弱、性欲减退等情况，因此，伤害脾胃的食物，特别是肥腻的食物要少吃，我建议大家多吃一些富有营养的清淡食品，比如蔬菜、豆类、粗粮、肝脏、禽蛋、鱼类、花生、芝麻等。

生命有张无弛，气血大受损伤

我们都知道，人可能会因为衰老而死去，会因为意外而死去，会因为疾病而死去……可如今，却出现了过劳死的现象。每年都会有报道说××公司经理、白领过劳死的事件发生。

有一则报道说，某公司白领因为工作繁忙而无故身亡，平时一直非常健康，怎么会突然过劳死呢？而进行各种检查后并没发现死亡的原因。

现代医学解释"过劳死"是一种未老先衰、猝死现象，导致"过劳死"的根本原因为长期高强度、超负荷地劳心劳力。此外，加上缺乏及时恢复和足够的营养补充，使得机体细胞超前老化，老化一旦超过一定限度，衰老因子就会在体内达到一定数量，易导致急性心脑血管疾患爆发，进而诱发死亡。

不过研究表明，导致猝死的直接原因包括：冠心病、主动脉瘤、心瓣膜病、心肌病、脑出血等。过劳死与心血、气血匮乏之间有着密切关系，这一论点我们能够从疲劳对气血的伤害来寻求解释。

疲劳对健康的危害非常大，尤其是脑力劳动者，长期处在心理亢奋期，甚至在睡觉的时候脑子仍然在不停地运转。因为承受的压力太大，家庭负担太重，进而导致精气亏损，一天到晚为了工作而奔波劳碌，生活非常不规律，经常参加各种应酬，体质变得非常虚弱，浑身血脉运行不畅，脏腑功能衰弱，免疫力降低，对外界适应能力下降，各种负面因素逐渐积累到一定程度，最终导致体质进一步下降。

从中医的角度上说，人到"五八"，肾气就会衰退，意思就是说，人从 40 岁之后，肾机能逐渐衰老，体内其他脏腑也会随之受到影响，主要表现为：体能下降、动作缓慢、反应迟钝，肌肉松弛，肌肤皱纹增多，出现白发、老年斑，病魔就会找上你。

过度进行体力劳动，心理处于应急状态，使得身体出现亚健康问题，积重难返，就会诱发一系列器质性病变，如动脉瘤，若动脉瘤破裂，且动脉瘤刚好位于主动脉上或脑血管处，那么就会诱发猝死。此外，有时虽然没有出现器质性病变，但可能导致心源性猝死，90% 以上的心源性猝死为心律失常所致，心律失常与心脏节律之间有着密切关系，低钾低钠改变体液成分为心律失常的主要诱因。

所以，人不能过度疲劳，人若是超负荷工作、运动，身体会受到不同程度影响。一般情况下，一个人每天卧床的时间不能少于 8 小时，而患者需要休息更长时间，休息的时间少于 8 小时，身体健康一定会受影响，可能一两天没什么事，一两个月没什么事，时间一久，问题就会凸显，此时再进行补救已经晚了。

在这个社会中，女人们也要承担各种不同角色，并且还承担着外界及社会的各种压力，压力对人体气血是种威胁，因此，学会适度休息很重要，可以从好习惯开始培养，规范自己的饮食起居，缓解压力的同时保护气血，让你拥有健康的身体。

忽视阴阳调节，气血必然失和

《素问·四气调神大论》中记载："春夏养阳，秋冬养阴，以从其根，故与万物沉浮于生长之门，逆其根，则代其本，坏其真矣"。这句话是说，春夏两季是人体养阳的最好时期，而秋冬两季则是身体养阴的最好时期，如果人们违背了这个规律，自然就会影响健康，引起一系列疾病。

可能大家还不太明白，如果是按照阴阳互补的原则，春夏则是万物生机勃勃，应该是阳气最旺的时候，人这个时候养阴才对，同样的逻辑思维，在秋冬季节，萧瑟凄冷，人体必须有足够的阳气才能够抵挡严寒，应该养阳才对。

下面，我就为大家解释一下，中医上为什么讲究春夏养阳，秋冬养阴。

由于春夏季节，阳长阴消，特别是在夏季，是大自然的阳气最为旺盛的时期，正好因为春夏阳气最盛，所以，本来就阳虚的人是非常适合在这个季节养阳的，而且可以收到比秋冬季节养阳更好的效果。与此同时，由于夏季属阳，阳主外，因此人容易出汗，而汗多又伤阳。再加上夏季气候炎热，人们经常吃凉性的食物，并且衣着单薄，所以身体内的环境是偏阴的，因此应该在夏季养阳。

同样的道理，秋冬季节适合养阴。主要是因为这两季是养阴的最佳时节，而且秋冬季节，人们经常会吃一些温热的补品，所以身体内的环境是偏阳偏热的，那么为了平衡阴阳气血，就应该注意养阴。

首先我们来看一下春夏如何养阳。想要让体内环境与外界阴阳相一致，那么最好的办法就是多去接触大自然。春天是万物复苏、太阳日照时间逐渐增长的时期，在这个时期，人们也应该穿上宽松的衣服多到户外进行运动，享受一下灿烂的阳光，这样我们就顺应了体内阳气的生发，能够有效促进气机和畅，同时也可以让我们呼吸到充足的阳气。

春天养生还应该让我们的肢体得到舒展，调和气血，从而通达阳气，宣行瘀滞。我为大家推荐一种简单的办法，那就是梳头。《养生论》中记载："春三月，每朝梳头一二百下。"而且现代的研究也表明，经常梳头可以有效加强对头面的摩擦，疏通血脉，从而改善头部的血液循环，不仅让头发得到滋养，聪耳明目，而且还能够预防感冒，有效防止大脑老化，延缓脑衰老。

《素问·四气平调大论》中有这样一句话："夜卧早起，广步于庭"，其实指的就是春季的作息规律。为了升发阳气，春季应该晚睡早起。而且需要特别注意的是，夏季虽然也应该晚睡早起，但是由于暑热难挡，为了防止身体中暑，还是应该选择在温度较低的清晨或者是傍晚外出活动。

到了春季，气温开始上涨，很多爱美的朋友都会换上轻巧随意的衣服，即使到了夜间，也不太喜欢盖厚被子了，结果稍微不注意，就发现着凉感冒了。其实，所谓的阳气也可以理解成为大家所说的"火力"，也就是我们人体新陈代谢的能力。如果火力不足，就会出现畏寒、肢冷等症状。而保暖也就成为养阳的重要方式之一。因此，即使稍微感到一些燥热，建议大家也不要着急脱下厚衣。

在夏季的时候，养阳和降暑之间也许会出现一些所谓的矛盾。其实，我们完全可以在饮食上多吃一些凉性的食物，比如黄瓜、西红柿、百合、丝瓜、西瓜、芹菜等苦味蔬果，通过这些食物来化解身体当中的"夏火"，维持代谢平衡。但是需要提醒大家的是，千万不要贪凉，大吃冰镇的食物和冷饮一旦没有控制好量，必定会损伤阳气，伤害脾胃，导致食欲减退，甚至还会出现腹泻、腹胀等症。

下面我再来说一下秋冬养生的问题。实际上，秋冬养阴最关键的就是制燥。在秋冬季节，天气一般来说都是比较干燥的，当我们的人体被外邪侵袭之后，就会出现口鼻干燥、皮肤干涩、毛发不荣、大便干燥等状况。与此同时，我们为了抵御严寒，经常会吃一些热性的食物，这样就会让我们体内的环境更燥、更干。

除此之外，秋属收，冬属藏，而这里所要藏的就是人体的阴精，如果阴精充足，那么就能够为我们入冬之后的潜藏提供良好的物质基础。

对于养阴来说，最基本的要求就是要做到"早睡早起"。冬季气候寒冷，日照时间比较短，此时也是大自然阳气消退的表现。在这一时期应该早卧晚起，早睡以养人体的阳气，待日出后起床以养阴气。除此之外，还必须进行体育运动，但是在户外活动时要注意保温，不要出汗太多，以免阳气外散，又耗阴精。

在饮食方面，水为至阴之物，恰好又能够针对燥邪，因此一定要多喝水。当然，在平时也可以经常喝汤，多吃一些清热生津、养阴润肺的食物。比如泥鳅、鲋鱼、白鸭肉、芝麻、核桃百合、糯米、蜂蜜、牛奶、花生等，对于身体的保养都具有非常好的帮助。

做温暖女人，才能不伤气血

气血在体内运行需要适宜的温度，温度过低，血液的流动速度会降低，进而出现滞涩、淤堵，等到温度进一步降低的时候，气血运行就会不畅，进而出现血液凝固，生命也会跟着终止。

温度和人体气血之间有着密切关系。从中医的角度上说，温度的作用和中医中提到的"气"相似得很。气由先天之精气、水谷之精气、吸入的自然界清气组成，其中，先天精气、水谷精气都可以通过温度来解释。

先天之精气实际上就是指先天之本的"肾"，肾为一身之阳，如同人体中的太阳，能够温煦、照耀全身。之所以说孩子为"纯阳之体"，主要是因为孩子体内的肾气充足，肾气充足则说明体内火力旺盛、代谢旺盛，一直处于生长、发育的状态，随着年龄的增长，肾气会逐渐衰弱，体温偏低，火力缺乏，循环代谢也会跟着减慢，身体会逐渐变得衰弱。就像《黄帝内经》中提到的："阳气者，若天与日，失其所，则折寿而不彰。"意思就是说，阳气如同天上的太阳，能够给人体的各个脏腑组织温暖，如果失去阳气，体内就会丧失新陈代谢的活力，到处都会是一片黑暗，人的生命也就走到了尽头。

其实对于肾脏来说，怎么温暖都是不过分的。意思就是说，肾中的阳气无论怎么足都不过分。提到肾脏，中医上历来都是赞成补，而从未提及过泄的。不能给肾脏降火，更不能给其灭火，只能不断、适度地为肾脏添加燃料，这样才可以让肾脏之火燃烧得更加旺盛。

实际上，补气就是在为肾保暖、升温、祛寒，气血充足，则人体中的气血旺盛、质优、肾气充足、基础体温偏高、各个脏腑功能正常、代谢旺盛、血脉畅通；气血两亏即体内血液减少、质地变差、肾气虚、基础体温低、各个脏腑功能低下、代谢缓慢、血脉运行不畅。

因此，补气的目的就是让身体保持合适的温度，加上空气，即让人体在大自然中呼吸新鲜空气，使得整个人都处在健康状态之中。

快食伤身，放慢食速利于补血

如今，人们的生活节奏越来越快，吃饭的速度也在不知不觉中提升了。在过去，人们提倡的是慢生活理念，将行事的速度慢下来。而慢食是健康的饮食模式。

所谓慢食，即放慢吃饭的速度，避免狼吞虎咽。不要为了吃饭而吃饭，而应该为了享受美食而吃饭，细嚼慢咽，回味食物的味道。要知道，在放慢食速的时候，气血能够得到极大的补益。

我们身体中的血，一部分为先天肾精生成，不过主要依靠后天脾胃运化的水谷精微生成，即靠饮食获得。《医门法律》中提到："饮食多自能生血，饮食少则血不生。"意思就是说，大部分的血可以通过饮食获得。

当然，并不是说凡是我们吃进去的食物都能化成气血，必须将食物充分吸收，通过脾胃运化，转变成气血，才算从根本上达到补血的目的。很多人吃饭的速度很快，使得食物大小不一地进入到腹中，根本就没有被很好地消化，怎么吃下去又怎么排出来，根本不能达到养血的目的，只是食物在腹中走了一圈而已，对身体健康无益，并且还会白白消化体内的部分气血。

但是有的人就不同了，吃饭的时候细嚼慢咽，直到食物变得细碎、软烂才进入脾胃，这样食物就能被充分吸收了，该被利用的部分都被充分利用，没用处的部分都被排出体外。由此可见，细嚼慢咽可以促进各个器官更好地配合，进而确保气血充足、身体健康。我们可以观察一下周围那些长寿、身健的老人们，吃饭的时候大都能做到细嚼慢咽，把食物嚼得越细碎就越养血。

年纪越大的人所吃的食物就要越细碎些，回想一下，我们在给身边的老人烹饪食物时，都会尽量延长食物的烹调时间，让食物被充分煮烂。因为随着年龄的增长，脾胃等脏腑功能会变得越来越弱，块太大、过生、过硬、过糙的食物均会伤及老人的脏器，并且吸收起来也比较难，因此，给老人吃的食物要尽量细碎、软烂。

一两岁的孩子由于消化脏器尚未发育成熟，因此不能吃太硬的食物，只是给他喂些母乳、奶粉、面汤等，即使可以吃馒头、鸡蛋等食物，妈妈也会给他搅成泥状才喂其食用。其实，这些都可以说明细碎的食物更易被人体吸收，更容易养血。

因此，医生常常建议大病初愈者、产妇、老人、小孩等脾胃虚弱者多吃些肉炖得非常烂的肉汤，如羊肉汤、鸡汤、猪肝汤等。这对养生、疾病的治疗来说非常有益。此外，平时多吃些黑米、血糯米等，配合红枣、花生、莲子、枸杞子等一同熬粥，养血效果也非常不错。

为了确保食物进入脾胃时足够细，可以通过以下两种方法增加食物的细度：多吞咽口水，因为口水可稀释、消化食物，清洁口腔；每次吃的食物要少，并且分成两次吞咽，能够将食物稀释得更彻底，特别是对于消化困难的人来说，这一点非常重要。

　　细嚼慢咽是老少皆宜的养血法则，可能你平时已经习惯于狼吞虎咽，不过没关系，从现在开始坚持一段时间之后，自然会形成细嚼慢咽的好习惯。

第三章

心肺不畅，气血不足，
气色肯定好不了

心主血，养血先从养心入手

日常生活中，我们常常会听到这样的话语"多年的心血"、"呕心沥血"、"倾尽一生心血"，由此不免疑惑，心和血之间究竟是什么关系？

从中医的角度上说，心和血之间关系密切，血的生成和五脏六腑之间关系密切，在五脏六腑共同作用下完成，而这其中的重中之重就是心。

心位于胸中，藏神，是生命活动之根本，主神明和血脉，同小肠相合，其华在面，其充在血脉，其气通于舌，开窍于耳，在液为汗。其中，心主神明说的是人的思维意识活动，古人认为，人之思维意识活动源于内心之中，所以有"神明出焉"的说法，后世医家认为，心主血脉，可奉血于脑而出神明。

心主血，包含两方面含义：心主血脉，即心有推动血液在脉道流通的功能。心得到五脏元真之气的充养，进而主持血脉运行。从这里我们也能看出，心主血脉依赖的是心对气血的鼓动作用。

另一方面，后世医家认为体内的精微物质进入心脏转变成红色，之后随血脉循行化成血，因此曰"心生血"。正是因为心生血，因此，养血必先从养心入手。

我有个朋友，平时非常注重保养，虽然已年近50，但仍然面色红润，乍一看也就三十出头，朋友从未用过什么高档化妆品，但是整天一副笑脸迎人的样子，没事旅旅游、散散心，怡然自得。

从中医的角度上说，一个人面色红润与否，反映着气血是否充足，心主血，心血充盈，面色才能红润、有光泽，因此，养心不但能够让人拥有健康的身体，还能拥有红润的面色。

那些不懂得如何养心的人，会在日趋激烈的社会竞争之中逐渐"枯萎"，到最后，可能事业有了，身体却垮了。

无论工作有多忙，都应当注意劳逸结合，在长久的锻炼过程中逐渐磨炼自己的心智，让自己变得更加坚强，每天抽出一定的时间休息，尽量让紧绷的神经松一松。

心情不好的时候，要尽快排解，不能闷在心里，尽量想办法宣泄或排解，看看电影、看看娱乐节目、出去走走、大哭一场、找朋友谈谈心事等都是非常不错的，只要能让心里舒服一点的方法都可以尝试一下。

另外，还可以找个安静的地方，坐好，双手放在膝上，闭上双眼，深呼吸，闭目，让大脑完全安静下来，全身放松，聆听周围的风吹声、草动声、鸟鸣声、蝉叫声等，想象着自己在深山之中，享受着蓝天白云、河水潺潺流过的静谧；或是想象着自己在郁郁葱葱的原始森林中，过着自由自在的生活等。

如果心理危机实在难以调节，应当及时咨询心理医生，及早恢复信心，进而达到身心健康的状态。

心藏神，养好心气才有精神

心藏神，中医上认为，心神即人的意识思维、情志活动，调养心神要从此二者着手。《灵枢·本神篇》中提到："生之来谓之精，两精相搏谓之神，随神往来者谓之魂，并精而出入者谓之魄……因志而存变谓之思，因思而远慕谓之虑，因虑而处物谓之智。"

这段话是在用神、魂、魄、心、意、志、思、虑、智等词语阐述心理活动的过程，同时阐述这里面的关系。心和神泛指人的心理活动，魂、魄、心、意、志、思、虑、智是个别心理活动过程、特质。

中医将喜、怒、忧、思、悲、恐、惊称作七情，七情指的是人在受到外界刺激时，心神做出的相应反应。一般来说，七情并不会影响到身体健康，不过七情太过，就会对身体健康产生诸多负面影响。

过喜，会导致心气涣散，神不守舍，甚至会导致精神不能集中、心神恍惚、嬉笑癫狂等症；过怒，会激发肝气，导致郁勃上冲，同时引起气血奔迫于上，导致眩晕头痛、面赤耳鸣、昏厥等症；过悲，会伤及肺气，导致形体憔悴、毛发枯萎、精神不振、生气索然等症；过恐，会导致肾气失固，气泄于下，若不能自制，会因人而异出现二便失禁、精滑遗泄等症；过惊，猝然惊吓会导致气机逆乱，和胆气不壮有关，甚至会影响肝、肾二脏，导致惊厥、失精等症；过思，会伤及心脾，导致气机郁结，甚至出现心悸少寐、食欲下降、脘腹闷胀等心脾两伤之症。

从这里我们也能看出，调整情志活动为调养心神的重要因素。情志活动和人体气血间有着直接关系。二者之间相互影响、相互作用，构成有机整体。

《内经》之中提倡"形神统一"，意思就是说，养心的过程中除了要养神，还要采取一些有效的方法、手段，如运动锻炼、文娱活动、气功健身、饮食养生等。

心悸：补养气血，找回心神

"心悸"的问题就在于"心"。"心"藏魂魄，主神明，但是却由气血所养护。如果气血充盈，那么我们的心神就不会轻易受到外界的滋扰、刺激，正所谓："泰山崩于后，麋鹿戏于前"，也完全可以做到不动心。

我们先来弄清楚"心悸"是一种什么样的疾病。

《说文解字》中认为，悸是心动的意思；而《辞海》释义："悸"指"心跳"，是没有受到惊吓，自己感觉心中跳动不安的一种症状。

而心悸作为一种疾病最早是出现在张仲景的医学典籍《伤寒论》中。因此可以说，张仲景是第一个把"心悸"纳入医典的人，他告诉我们，心悸是指心跳，而且是一种不正常的心跳，在没有受到惊吓的情况下，自己没有办法控制的心神不宁的心跳，在西医上把其称为"期前收缩"。

记得有一次，我和几个朋友去喝茶，其中的一个女士喝了一杯咖啡。可是当咖啡喝到一半的时候，这位女士的手突然就开始不自觉地发抖，嘴唇也变得苍白，说话的声音更是变得虚弱短促。我赶紧询问其是哪里不舒服，她的脸一下子涨得通红，说自己身体没有问题。我心想，也可能是在众人面前，她不太好意思。等到聚会结束之后，我悄悄地告诉那位女士："你可能是气血虚引起的心悸，我告诉你一个方法，你的问题很快就会好的。"

我说完这句话，这位女士非常感激地看着我。其实我的方法非常简单，当再一次发生心悸的时候，就用右手拇指稍稍用力按压左手臂上的郄门穴，之后左手腕向内转动45度，再返回，一分钟之内重复30次，等到做完之后，症状就会有所缓解。

郄门穴，是手厥阴心包经上的郄穴，具有宁心、理气、活血的功效。在针灸学上，被称为郄穴的穴位通常都是对付急症的高手，可以迅速而有效地缓解疾病急性发作时的症状。所以，心悸发生的时候，我们只需要稍微按压一会儿郄门穴，症状就会缓解。当然了，如果平常有空闲的时间，我们也可以按一按这个穴位，对于预防心悸也是非常有帮助的。

在这里我需要提醒大家一点，郄门穴两个手臂上都有，但是对于心悸的治疗，只有按揉左前臂上的才有效。

就这样，在坚持按揉郄门穴一个月之后，她竟然主动联系我，还专门请我喝了一次茶，而且她还选择了上次聚会的老地方。

这位女士告诉我，以前每次喝茶、喝咖啡都会心慌心跳，她自己也不知道原因，只是心中充满了恐惧，特别是在会见客户或者是有重要工作的时候，她总是会担心自己的身体会突然出现问题，这样的情况已经困扰她好几年了。

其实这位女士的心悸并不严重，医学上称这种时作时停、不发作时的心悸为"惊悸"。

但是，如果心悸恶化到一定程度，出现了自己感觉心跳突然停顿等心跳不规律，心律不齐的毛病，那么就不仅仅是心悸的问题，而是中医学上所说的"忡怔"。

怔，指心跳和脉搏出现间歇、停顿，就好像我们平时所说的愣怔、发呆；忡，则是指突然启动、加快的意思，比如成语"忧心忡忡"就是说这种急切、冲动的心情。

"怔忡"两个字同用，一正一反，代表了心跳忽快忽慢、忽起忽落，正好也是典型的心神散乱的表现，属于危重症。

怔忡的病在于心，所以预防怔忡的发生，也必须以养心为首要任务。在内是让气血充盈，心肌强固，提高抗刺激能力；从外则应该避免情绪的剧烈变化，"喜怒忧思悲恐惊"当中，以"惊"最容易导致"怔"，"忧"最容易导致"忡"。

对于已经出现了怔忡的病人，在调理其情志的同时，还必须要通过食疗来辅助安定心神。我建议大家经常吃茯苓饼。

茯苓饼的主要原料就是茯苓。茯苓是一种寄生在松树根上面的菌类植物，性味甘淡，利水渗湿，健脾和胃、宁心安神，对于改善心悸、气短、神衰、失眠效果显著。

茯苓饼的制作也是非常简单的，我们把买来的茯苓细粉、精白面粉、白糖，按照 2 : 2 : 1 的比例进行调配，再放入适量的水，调成糊状，之后用小火在平锅里面摊成薄饼即可。

如果你不喜欢吃饼，我们还有其他的花样，比如蒸馒头、包子等面食的时候，在面粉中加入茯苓粉，一起和面；也可以用茯苓泡酒，每天喝 5 ~ 10 毫升，同样能够达到宁心安神、健脾延年的功效。

失眠易衰老，补足气血睡眠好

中医上讲："怒伤肝、喜伤心、思伤脾、忧伤肺、恐伤肾"，失眠最为主要的原因就是人的情志受到伤害，从而给五脏六腑造成了压力，而这些伤害的脏器反作用到大脑，于是就出现了失眠的情况。

当然除了情志方面的问题，工作压力、过度饮食、神经衰弱、颈椎病、冠心病等都会造成失眠。对于失眠的人而言，轻者是噩梦缠身、容易醒来，严重的人则是身体虚脱、精神错乱。

现如今，越来越多的人已经开始意识到了：失眠已经成为最普遍，并且也是最典型的亚健康证候，正是因为失眠太过普遍了，而且对我们的生活和工作造成严重的影响，所以治疗失眠的各种方法就浮出水面了。

西医上的艾司唑仑就可以让失眠患者即时入睡，但是如果长期服用，就会造成心理上和身体上的依赖，以后想要摆脱它简直就是难上加难了。

而中医原理，对于大家来说，可能又过于复杂，很多专业名词，比如心火炽盛、肝郁化火、痰热内扰等，让很多患者根本就摸不着头脑，所以，很多失眠的人还是愿意选择西医进行治疗。

记得在前几年，我和一位朋友在一次聊天过程中，偶然聊到了睡眠养生的问题，我的这位朋友很早之前患有非常严重的神经衰弱症，稍微有一点动静，她整夜都没有办法睡觉，到了白天，自然是困得瞌睡连连，就这样恶性循环，让她的身体真是苦不堪言。

到了后来，她老家的亲戚来城里看她，给她送来了一袋小米，还有一种叫作半夏的中药，并且让她每天睡觉之前喝一碗小米半夏粥。结果，她坚持了一两个月，睡眠质量得到了根本的改善；现如今，这位朋友睡觉踏实、精神饱满、气色红润、心情愉快，神经衰弱的症状也慢慢减轻了。

小米半夏粥的做法非常简单：用小米 30 克，清半夏 2 克，需要提醒大家的是，半夏一定要温水下锅，最后煮成粥，每晚服用，如此连续一个月，大多数情况下，失眠的情况将得到极大改善。只要大家观察一下自己身边的人，经常喝小米粥的，他们很少有睡眠不好的。

曾经我的一位患者，是一位广告设计公司的白领，她有一天因为失眠，导致情绪失控，竟然半夜起来拿起剪刀，剪掉了自己心爱的长发。

到了后来，她找到我，于是我就给她开了小米半夏粥的方子，她看见方子还有一些怀疑地问我："医生，光吃小米粥就能够把失眠治好吗？"我对她说："你就每天晚上当夜宵吃吧，反正小米粥本来营养就非常丰富，喝了对身体是非常有好处的。"

就这样，小姑娘将信将疑地走了，过了一个月之后，她再一次找到我，对我说："大夫，刚开始的时候我真的不相信这粥还能够治好失眠，但是我还是按照您的嘱咐做了，真是没想到，现在我失眠的情况好转了，每天都可以一觉睡到自然醒。"

其实，这个方子并不是我们今人发明的，早在我国的古代就有用小米治疗失眠的方子。小米味甘、性寒，《本草纲目》记载："治反胃热痢"，煮粥吃能"益丹田，补虚损，开肠胃"。

而且历代中医，一直都认为小米具有滋阴养血、清热解渴、健胃除湿、和胃安眠等功效。中医还认为，胃不和则卧不安，虚劳虚烦不得眠，失眠与心、肝、脾、肾等脏腑的失常及阴血不足密切相关。

半夏则是一种常见的中药，最早出现在《神农本草经》中，记载其具有燥湿化痰、降逆止呕、消痞散结的功效，而且治疗头晕不眠有明显的疗效。

当然了，半夏的品种是非常丰富的，比如清半夏、姜半夏、法半夏、苏半夏等，而且它们的功效也是各有不同的，所以我们在购买的时候必须要注意。

清半夏对于失眠治疗的效果最好，煮粥的时候一定要买清半夏。把清半夏和小米合用煮粥，在睡前饮用，一般只需要一到两个月的时间，就能够有效改善失眠情况。如果可以在粥当中放入适量的白糖，那么安神催眠的效果会更好。

肺主气，肺好则全身气通

人体各个脏腑都有其特定功能，它们配合在一起，才使得人体正常地运转。前面我们也提到过，心为君主之官，有君就一定会有臣，而心旁边的宰相就是肺。肺和心同居上焦，离心非常近，所以《素问》之中称心为"相辅之官"。那么有人可能会问，为什么称肺为心之宰相？原因很简单，因为肺主气和肃降，朝百脉。

肺主气，即肺能主管机体之气出入、管理呼吸运动的功能。肺主气包括肺主呼吸之气、一身之气两方面。

肺主呼吸运动，能够实现人体自身气体交换之功，功能正常时，呼吸均匀、气道畅通，气体平衡出入，脏腑才可得到滋养，人体之生理功能才会正常。如果病邪犯肺，就会影响人体之生理功能，主要表现包括：胸闷、咳嗽、喘促、呼吸不畅等。

肺通过呼吸功能主持、调节全身脏腑组织之气，肺通过产生宗气起到主一身之气之功，功能正常，则一身宗气充足，气机通畅，呼吸调和。病理上，如果呼吸失常，就会影响宗气之生成和气之运动，临床表现包括：咳嗽喘促，少气不足以息，声小气短，肢体倦乏等。

以上即为肺主二气之功，虽然两种功能互用，可又取决于肺之呼吸功能。由于肺之呼吸调和为气的生成、气机条畅的基本条件。如果肺的呼吸功能失常，就会影响宗气生成、气之运动，进而导致肺主一身之气、呼吸之气减弱，如果肺之呼吸功能丧失，清气无法吸收，浊气无法排出，新陈代谢就会无法继续下去。人体生命活动一定会随其终止。

此外，脏腑组织之气缺乏、运行失常又会反过来影响肺之呼吸功能，进而导致呼吸功能异常。肺有宣发、肃降之功。其中，肺之宣发之功即肺气向上升宣、向外周布散的生理功能，这种功能主要体现在以下三方面：通过肺的气化功能，让体内浊气不断排出体外；让气血、津液输布全身，进而发挥其滋养脏腑器官之功；宣发卫气，调节腠理开合，通过汗孔把代谢后的津液化成汗液排出体外。从病理学角度上说，如果肺失宣散，就会表现出以下症状：咳嗽、吐痰、喘促胸闷、呼吸困难、鼻塞、喷嚏、无汗等。

肺气有清肃下降、使呼吸道保持洁净之功。其生理功能主要包括：吸入自然界清气；将肺吸入的清气、由脾转输于肺之津液和水谷精微向下布散；肃清肺和呼吸道内的异物，进而保持呼吸道清洁。病理上，如果肺的肃降之功失常，就会引发一系列不适，临床上的常见症状为：呼吸短促或表浅、胸闷、咳嗽、咯血等。

肺主宣发和肃降为肺的主要功能，二者之间存在着相辅相成的关系。肺之宣降功能正常，才能让气道通畅、呼吸调和，进而保持人体内外气体交换，才可让各个脏腑组织获得足够的气、血、津液，进而温煦、滋养身体，防止水湿痰浊停滞体内。病理上，如果肺气失降导致宣发无力，主要表现为：咳喘久致体弱，形寒，津气亏虚难达体表。

肺朝百脉，意思就是，全身血液都必须经过经脉聚集在肺中，通过肺之呼吸运动进行气体交换，之后输布至全身各处。生理功能上，肺主气，心主血，人体之全身血脉都流属于心，心肺的推动为血液循环之基本动力，血液可以正常运行，除了要依靠心肺的推动，还要依靠肺气之推动、调节，肺气虚弱，宗气缺乏，气机不调，就会导致心肺无法推动血行，进而影响心主血脉之功，临床表现为：憋闷、心悸气短、唇舌青紫等。

那么，究竟要如何做才能养护我们的肺呢？

其实，笑就可以清肺，因为笑的过程中胸腔会扩张，增大肺活量，伸展胸肌。笑可以宣发肺气、调节人体气机升降、消除疲劳、驱除抑郁、解除胸闷、恢复体力，下降肺气，和肾气相通，同时增进食欲。如果每天都能做到开怀大笑，肺即可吸入大量清气、呼出废气，加速人体血液循环，进而调和心肺气血、稳定情绪。

每天坚持一定的运动，如散步、跑步、做健身操等，进而增强体质，提升肺脏功能、抗病能力。

腹式呼吸也是一种不错的健肺方法，所谓腹式呼吸即吸气的时候腹部凸起，吐气的时候压缩腹部，让它凹下去的呼吸方法。经常做腹式呼吸能够让机体获得充足的氧气，满足大脑需氧量，让人的精力更为充沛。

不过要提醒大家注意，最开始锻炼腹式呼吸的时候，不能急于求成进行太过深长的呼吸，也不要太过关注自己的呼吸，以免出现胸闷气短、呼吸不畅、憋气等。

提到保护自己的肺，有一点不得不提：戒烟。几乎每个人都知道吸烟有害健康，尤其会伤害到自己的肺脏，可仍然有很多人戒不了烟。

此外，还要注意保持自己生存环境的清新，因为肺最主要的生理功能就是进行体内外气体交换，保持吸清呼浊，也就是吸入氧气，呼出二氧化碳，进而确保机体对氧气的需求。因此，日常生活中养肺时一定要注意保持周围空气的清新，无论是在家中还是在单位，多开窗通风，保持周围环境空气的干净，多打扫室内卫生，以免垃圾停留在房间内。

鼻炎很尴尬，补足肺气症可消

鼻炎虽然不是什么大病，可却是个麻烦的病，因为鼻炎很难治愈，给很多人的生活、工作带来了麻烦。

多数鼻炎患者清晨起床后都要先找出卫生纸擦一通鼻涕，有时鼻炎发作，就一把鼻涕一把眼泪，一天一卷卫生纸，因为频繁地擦鼻涕，鼻子变得红肿难看，而且一碰就疼，做什么事的心思都没了。

即使没有出现上述症状，也不能轻视鼻炎。鼻炎会导致鼻塞、头痛，使得精神无法集中，头脑不清醒，整天昏昏沉沉的，记忆力下降，工作效率下降，再严重些，会诱发脑梗死、高血压、心脏病等，甚至会夜间猝死。

从中医的角度上说，鼻炎为"气"受影响所致，鼻为人体面部之最高点，最容易受外邪侵袭，当寒气侵袭肺脏时，就诱发了鼻炎。若肺脏健康、肺气充盈，肺之肃降功能就会变得强大，鼻子会对外界刺激非常敏感。反之，肺气虚弱，浊气不能下降，清气不能上升，鼻子无法享受肺气之温煦，就会诱发嗅觉障碍。鼻子不通气，肺之功能也会受阻，久而久之，就会诱发各种病变。所以，想要让鼻子出气畅快，首先应当保持肺气升降畅通。

教给大家一个简单的按摩方法，就能有效防治鼻炎，具体操作为：先将双手食指外侧相互摩擦至出现热感，之后食指外侧沿鼻翼两侧自上而下按摩 30 次左右，至鼻部微微发热即可。最后，按摩鼻翼两侧迎香穴

15～20次，每天抽出时间按摩三四次即可。

这种方法是我从一位八十几岁高寿的老人身上学的。老人告诉我，她年轻的时候就患有鼻炎，当时四处求医无果，终于在一位中医那里学到了这种方法，最开始还觉得不可信，但是回头想想，既然别的方法都不起作用，不如回家试试这种方法，坚持按摩一个多星期之后，流鼻涕、打喷嚏、头晕、失眠等鼻炎引发的一系列症状真地减轻了，就这样，老人一直坚持按摩到现在，鼻炎早就痊愈了。

除了这种方法，我们还可以通过喝辛夷花粥来治疗，具体烹调方法：取辛夷花5克，与100克大米一同熬粥，鼻炎严重时连续喝上几天，症状不明显时，隔几天喝一次即可。

从中医的角度上说，辛夷花味辛温，可以入肺经和胃经，有散风寒、通鼻窍之功。鼻炎患者坚持喝一段时间的辛夷花粥能够改善、治愈鼻炎。

当然了，鼻炎是种慢性疾病，在调养的过程中千万不可心急。再加上中医按摩、药膳的调养之法起效相对较慢，需要长时间坚持才能见效，所以提醒患者们一定要杜绝"三天打鱼，两天晒网"的做法，否则，不但不能治愈疾病，反而延误了病症的治疗。

得了哮喘病，穴位按摩肺气通

见过哮喘病人的人都知道，哮喘症状较轻时，不发作根本看不出来；而症状较重时，呼吸会变得急促，就好像快要窒息一样，通常在这个时候，哮喘患者会拿出一瓶喷雾喷到嘴里，过一会儿症状就会得到缓解。

一般来说，哮喘的症状相对温和，进行简单的治疗之后就能痊愈，即便症状严重，只要调理得当，也是较容易治愈的。

哮喘最怕延误治疗，延误治疗很可能会发展成肺气肿、肺心病、呼吸衰竭、心脏衰竭，甚至死亡。此外，哮喘患者的身边最好随时有人照顾，以免发生不测。

记得有一次在火车上遇到一对母女，那女孩 20 多岁，青春洋溢，亭亭玉立。可不知怎么地，她突然"呼呼"地喘起粗气来，大口大口喘息，倒在地上，女孩的母亲赶忙把她抱在怀里，从包袱里拿出一瓶喷雾，喷到她的口中，过了好一会儿，女孩才缓过来。由此我们也能看出，哮喘患者，身边必须有人照顾才可以。

从中医的角度上说，哮喘为肺、脾、肾功能不足，导致体内津液凝聚为"宿痰"而致，潜藏至我们的肺内。此时碰到什么风寒暑湿、疲劳过度、吃下不当食物等，潜伏在我们体内的"宿痰"就会趁机涌出，阻塞我们的肺气，诱发哮喘。

就是说，哮喘为"宿痰内伏"而致。从中医的角度上说，肺朝百脉，能够推动血之运行。如果哮喘患者肺功能差，就会诱发血淤；哮喘时间久了，肺气就会被消耗，气虚运血无力就会诱发血淤；痰瘀与血淤相纠结，就会导致哮喘反复发作。所以，脾肺肾三藏气血失调、经络淤阻为哮喘发作的主要诱因。

哮喘可以分成寒哮和热哮两种，如果不分清哮喘的类型而随意用药，不但没有效果，而且还会使得病情加重。

寒哮应当以温化散痰为主，而热哮应当以清热祛痰为主。说到这儿，可能有人会问，究竟怎么区分到底是寒哮还是热哮啊？方法很简单：患者咳出的痰液色淡清稀，同时伴随着怕冷症状，则为寒哮，可以服用射干麻黄丸来治疗；如果吐出的痰液是黄稠或白黏的，同时伴随着身体发烫、面红耳赤，则为热哮，应当通过止咳定喘口服液来治疗。如果还不放心，可以到医院让医生确诊一下你所患的究竟是寒哮还是热哮。

可能有的人还会问，如果手中的哮喘药刚刚吃完，喷雾刚刚用完，身边又没有人，哮喘刚刚发作该怎么办才好？

别急，下面就来为大家介绍个应急的方法，即按摩手掌上的咳喘点。咳喘点位于食指、中指分叉处的手掌上1厘米左右的地方，哮喘发作的时候用力按这个穴位，症状就能减轻。如果家中有艾灸条，可以用艾灸条艾灸此穴，反复艾灸几次，症状就能减轻。哮喘发作时同时刺激三间穴（微握拳，食指本节后，桡侧凹陷处）、肺点（无名指第一指节中点处）效果更佳。平时没事的时候也可以不停地按摩这几个穴位，能够很好地防治哮喘。

有的哮喘患者发病时的症状并不明显。记得曾经有一个朋友找到我，说自己已经连续咳嗽一个月了，就是干咳，没有痰，可这种咳嗽症状只发生在晚上，白天就和正常人一样。经过一番诊断，我断定朋友所患的是脾虚型哮喘。我没有给她开止咳药物，只是嘱咐她回家之后点按哮喘点和三间穴，半个月之后，朋友打电话给我，说自己的咳嗽症状已经消失了，整个人也精神了不少。

第四章

肝肾两虚，气血亏损，
容颜从此易消退

肝血不足，影响女人的幸福

美丽的女人首先就是要养血，若是没有了血，那么女人的身体就犹如无米之炊。而女人的肝，就是血液的储存之地。女人们天生就是敏感的动物，加上爱多思，这就加剧了女人肝脏的负担。所以，女人们要好好地保护肝脏，这样才会在适宜的时候结出美丽的果实，这才是女人幸福的资本。

女人们有一个最大的特点，就是每个月都会有月经，也就是每个女人在每个月都会出现的"花季"。每个月女性们来月经时都会失去一部分的血液，流产生孩子的时候也会流出大量的血液，做了妈妈以后，每天要为孩子哺乳，奶水也是由身体中最精华的血液凝聚而成的。还有一些女人喜欢哭泣，其实，泪水也是由血液演变而成的。

所以，不管是从女性生理上来看，还是从心理上来看，女人的一生都在不断地流血，因此，中医上一直强调"女子以养血为本"。

那么，女人要怎样养血呢？一粒种子种在泥土中，如果光照合适，土壤肥沃的话，就会很自然地生根发芽长大，开花结果，否则就算是生长出来，也会变黄变枯萎的，没有一丁点儿的生气。女人若是身体中缺血的话，就会出现皱纹早生，面色枯黄等症状，而且还会加速女性的衰老。还有一些女性会觉得四肢麻木，并且月经量非常少，甚至还会有闭经的现象。

在人体的五脏六腑中，有哪个器官可以养血呢？那就是肝脏。《素问·灵兰秘典论》中有这样一句话能够生动地描述出肝脏的作用，它说"肝者，将军之官，谋虑出焉"。这句话说明：肝，在五脏中属于将军的职位，并且还是一位有智慧的将军，它能够给其他的五脏六腑"出谋划策"。举一个例子，人体本身就是一个巨大的战场，肝脏就是统帅的"将军"，其他器官就是被肝脏支配的"士兵"。当外部的病毒和邪气一起来袭的时候，肝脏的责任就是要合理支配身体中的各个器官，然后率领大家一起抗敌。若是这个将军不行了，那么就很难有把握打胜仗了。

如果说，人体的各个器官都要各司其职，担任"将军"和"士兵"的职位，那么谁是这场战争中的武器呢？那就是气血。中医讲，肝藏血，也就是说平时气血都是由肝脏来管理的。另外，肝主疏泄，这样就可以很好地调理血气了。就算是将军再勇猛，也不可能一个人去打仗，所以才会把武器分配给大家。那么要怎样分配呢？就要借助于"气"这个媒介，将身体中的血液分配出去，所谓"气为血之帅"，就说明了气对血有一定的推动作用。

此外，中医还有肝脏魂魄的说法。魂，也就是人的精气神。如果肝气变得虚弱，那么人就会变得没有精气神，也就是没有活力。

有一个女孩，从13岁的时候就开始有月经了，她的妈妈就说自己的女儿最近这半年的月经量非常少。于是我仔细地看了一下这个小丫头，发现她五官非常漂亮，但是脸色却很苍白。于是我让她伸出手来看了看，发现她的手指指腹是扁平的，手掌也是厚而无力的类型，弹性差，指甲上也没有泛白的小月牙，只有大拇指上依稀看见一点小月牙。

看到这些情况，我的心里已经有数了。于是我对她说，如果没有猜错的话，你还会时常眼干、口涩。小姑娘想了一会儿说："是有一点。我一开始以为是自己天天在家里画画，眼睛过度疲劳才这样。"我分析，这位小姑娘长时间集中画画是一部分原因，更重要的问题在肝脏，明显是肝气不足的表现。按道理来讲，十多岁的小姑娘并没有生过孩子，没有得过大病，生理周期也是正常的，那么面色应该是红润并且有光泽的，但是她的情况确是恰恰相反，就像是一棵缺乏阳光和水分的植物，蔫蔫地，风一吹就倒了似的。幸好这位妈妈带着女儿及时地过来治疗，若是产生了闭经，时间长了，就会导致子宫和卵巢的收缩，以后还有可能导致不孕不育。

听到我这样说，她妈妈就开始紧张了，问我该怎么办。于是我就告诉她，肝不好，养肝就可以了。春季是养肝最好的时节。饮食上，要少吃酸味的食物，多吃甜食，五色中，青色的食物能够帮助肝气循环，消除疲劳，舒缓肝郁，因此可以多吃一些青色的蔬菜，也可以多吃一些黑米、高粱米、红枣、桂圆、核桃、栗子等食物。

其次，养肝还是要多运动。肝主筋，筋主要管理人体的行动和运动，所有运动也是养肝的一种方式。可以散步，可以踏青，可以打打太极拳，这样都可以舒筋活血。在这里，我推荐给她一种可以养肝的"嘘"字功：两脚自然地分开站立，采用腹式呼吸，用鼻子吸气，然后用嘴将气呼出来。吸气的时候轻轻地合上双唇，舌抵上颚，呼气的时候收紧小腹，提肛，与此同时发出"嘘"音。要注意的是音调长而均匀，使气呼尽，然后要闭目养神。按照上面的方法，每天早上和晚上各做一次，长期坚持，那么一定会有非常好的效果。

听我说到这里，她的妈妈就开始埋怨这个小姑娘了，"你看，我就说让你多运动运动，你总待在屋子里面画画，跟你说要多出去走走，还不听，还嫌我太吵了，现在出问题了吧？"女儿朝妈妈做了一个鬼脸，然后笑了。

其实，在生活中有很多这样的女性。很多小姑娘都喜欢待在自己的家里，不出门，还有一个专用的网络名词叫"宅女"。要我说，宅在家里也要有个度，宅多了身体可是要出现问题的！美丽的女人是用血养出来的，而女人的肝脏，也是身体中最大的一个血库。所以，要好好地保护肝脏，这样的女人才是幸福的。

补肝血，就服猪肝枸杞淮山汤

对于女性朋友来说，"贫血"这个词一定不陌生，比如，有的人蹲下再起来的时候会觉得头晕，出现这种现象时，自己常常会疑惑："是不是贫血了？"在很多人看来，既然是贫血，吃点营养丰富的食物就可以了，到底是不是这样呢？

下面就来具体介绍一下。

其实，贫血是西医里的说法，西医中提到的贫血指的是循环血液里面的红细胞数量减少到正常值以下。中医上提到的血虚为：血液量不足，或是血液营养、滋润功能减退导致的病理变化，如手脚无力、头晕、精神不振、易疲劳、面色萎黄等。

相对于贫血，中医中的血虚包括的范围较广，可以将西医中提到的贫血纳入中医的血虚症范畴。血液为人体生命活动的基础物质，包含着人体所需的一切营养物质，能够滋养全身各个脏腑组织。

血虚即血液生成不足，血液不充足，脏腑功能就会随之降低，脏腑之生理功能受影响，不但会进一步加重血虚，还会导致抵抗力一度下降，抵抗力低下，外邪、疾病就容易乘虚而入。

血虚症若未被及时调理，就会形成血虚体质，再想改善就难上加难了，需要进行长时间调理。血虚与血虚体质之间是有界限的，血虚症状较轻时，只要补充足够的营养物质，调养造血、藏血、行血的脏腑，即可促使其短时间内恢复至正常状态。

若肝血消化太过，并且未能进行及时补充，血虚症状就会进一步恶化，久而久之，形成血虚体质，身体状况也越来越差，调理改善的难度较大。所以，在此提醒患者们，一旦发现自己气血不足，就要及时采取措施，以免血虚加重，对身体产生负面影响。

血虚、血虚体质都可以从患者出现的不适感、身体不适症等方面是否经常反复等进行区分。如果出现头晕眼花、心悸失眠、手脚发麻等症，补充一定量的补血食物调整身体后，症状就会对得到改善，说明患者出现的仅仅是血虚症。

如果这种症状持续的时间较久，进行调理后效果不明显，说明已经发展为血虚体质，应当考虑采用补血生血药物来调理身体，或是通过食疗的方法补养身体。

从血虚发展到血虚体质是个漫长的过程，所以，一旦发现血虚症后就必须及时调理，防患于未然。血虚患者可以通过食疗之法进行调理，不但简单有效，而且还能够避免对身体产生毒副作用。

给大家推荐一款猪肝枸杞淮山汤，具体烹调方法为：取猪肝半个，枸杞子 30 克，淮山药半根，精盐适量；将山药去皮后清洗干净，切成片状，放到盐水中浸泡，以免发黑；猪肝清洗干净后切成片状，反复放到清水中冲洗干净，去掉里面的瘀血；枸杞子祛除杂质后清洗干净。将上述食材一同放到砂锅中，倒入适量清水，开大火煮沸，之后转成小火继续煮 20 分钟左右，至猪肝、山药熟烂，调入适量精盐即可。

　　从中医的角度上说，肾精和肝血之间可以互相化生，所以，可以通过补肾来补血生血。比如，经常吃山药能够补肾生精，促进气血生化，并且，山药还可健脾强胃，改善脾胃虚弱之症，脾胃为气血生化之源头，脾胃功能强健，气血自然可以不断生化。

　　中医上有"以形补形"之说，而猪肝与肝相似，所以有养肝补肝之功。现代医学研究证明，猪肝中含有丰富的铁、磷，为造血的必需原料，所以，适当吃猪肝能够治疗贫血；枸杞补肝肾，不但利于滋阴补血，还可以强身健体。

　　说到这儿相信大家也看得出，补血不仅仅指吃点营养的东西就可以了，食疗是否可以补血生血，关键是看所吃食物的方法、种类是否得当。除了饮食调理，生活、起居也要规范。

排毒养颜，规范作息是关键

　　在民间，有"男靠吃，女靠睡"的说法。睡觉对于女人来说，是最好的美容方法。如果你用心观察的话，那么你就会发现身边的那些皮肤很好，看上去很有光泽的女人的睡眠都是非常充足的。

　　前段时间，很多网站和报纸上都报道了这样一则消息：复旦大学女博士于娟刚刚从瑞士留学回来，工作了一年以后，就患上了乳腺癌晚期。一年多来，出生入死，经历了很多次的化疗，最后自己的身体也产生了抗药性，无奈撒手人寰，走的时候还留下了一个一岁大的儿子。

在她化疗期间，曾经呕心沥血写下"活着就是王道"的日记，用生命告诫着无数的网友。在日记中，她总结了自己患癌症的所有原因，其中有一条就是自己很多年都是睡得很晚，或者是备考或者是突击工作。近十年来，很少有在 12 点之前睡觉的情况，特别是在考试的时候，通常会有好几个晚上不睡觉，通宵地看书，然后就开始临时抱佛脚，考试竟然通过了。

以前，她还经常拿自己的这个招数来炫耀，却不知道正是自己的这个招数害了自己。在瑞士留学期间，为了赚足自己的学费，早上四点钟就起来卖报纸，并且还兼职很多的工作……回过头来，她分析了过去的一点一滴，正是自己的晚睡和经常熬夜，还有早上起床过早，身体逐渐衰弱才导致了今天的病症。就像是一辆汽车，平时跌跌撞撞，也不好好地修理，一踩油门就彻底地疯跑半个月。一年这样四五次，就算汽车是钢筋铁打的，被这样折腾，开不了几年就会报废了。

再看看我们身边有很多的女性朋友，经常是一边用着昂贵的化妆品，还经常抱怨自己的皮肤衰老得太快了；而另一边没日没夜地工作，晚上经常出没一些 KTV、酒吧迪厅等地方，就是这样极端的生活方式，使皮肤变得越来越差。

其实，在我们每个人的体内，都会有这样的一座钟表，它无时无刻不在调节着我们的睡眠。白天，它让我们醒来就可以忙碌地工作和学习，但是晚上我们就会变得非常疲劳，想要睡觉，这时候投入睡眠就可以缓解我们一天的疲劳。人体中的生物钟一旦乱掉，不能正常地运转，人就容易出现健康问题，到了最后就会折寿、早衰、死亡。比如人体中的各个器官都会在短时间降低性能，而且绝大多数是可以缓解和恢复的，例如，熬夜太多，就会出现眼球充满血丝的状况，我们可以用睡眠来调节这种情况；长时间的疲劳过度，就会出现黑眼圈，就要适当休息一下；舌苔发白的话，就表明胃部不舒服，这时候可以调节饮食；精神长期处于紧张的状态，就很有可能导致心理的不平衡，这时候可以缓解一下心理的压力，等等。长期生物钟颠倒的人，身体的免疫力会大幅下降，癌症的发病率却会增高。所以，及时调节生物钟也是非常必要的一件事情。

生物钟颠倒了，还有可能会导致荷尔蒙分泌异常。因为生物钟是由内分泌系统来调控的，所以生物钟颠倒会导致内分泌系统紊乱，就会导致荷尔蒙分泌不正常。

我看过这样一篇报道，英国曾经出现了一个因内分泌紊乱而长了胡须的女子，长时间的生物钟颠倒，就很有可能造成身体的各个机能，包括生育能力下降。

《黄帝内经》中，就提出了适应时辰变化和作息的度。后来，营养学家又创办了十二时辰养生法，将一昼夜分为子、丑、寅、卯、辰、巳、午、未、申、酉、戌、亥十二时辰，这就对应着人体的心肝脾肺肾等器官。你若是不按照时辰睡觉，随意地改变睡眠的时间，或者经常熬夜，甚至不睡觉，那么你的身体就会不可避免地出现问题，会对内脏造成无法挽回的伤害。

自然界中的春夏秋冬，寒暑的交替，组成了一年的光景，人体的养生睡眠与自然界也是息息相关的，也是由四个时段来完成的——亥、子、丑、寅，这四个时辰对应的是世界的轮转，因此必须要睡好养生觉，这是一个必须遵循的规律。但是，这并不是说睡觉的时间越长就越好，而是需要严格遵守睡眠的时间，下面就是需要严格地遵守时间的理由。

亥时（21：00 ~ 23：00），从中医上来说，是人体阳气最为衰弱、阴气最旺盛的时候。亥时进入睡眠的状态，就像是动物冬眠一样。在亥时中睡眠，"人卧则血归于肝"，气血就回到了肝脏，血液都回到肝脏中重新调整起来，重新做血液的过滤和培养，百脉才可以得养生息，我们第二天才可以"足受血而能行，掌受血而能握，指受血而能摄"，这对减轻压力、放松精神和内分泌的自我调节修复都有很好的作用。

子时（23：00～1：00），子时是鼠，象征着人体的生气在这个时候是最弱的。但虽弱，确也是非常有活力的，此时，是气血流经胆的时期，胆最旺，但是肾是最弱的，而那些晚上不睡觉，尤其是喜欢熬夜加班、不注意子午时辰睡觉的人，肝功能就很容易受到损害。想要自己的肾好，你千万不能在自己最虚弱的时候刺激它。同时，子时里，血在胆。胆经也在"值班"，它的工作就只发阳气，胆经携带着五脏六腑的阳气开始慢慢地上升，机体进行内在的自我修复，因此，这是一个万象更新的时刻，所以在这个时候一定要进入睡眠的状态。凡在子时能够入睡者，第二天早上醒来之后，头脑都会很清醒，气色也会非常红润。而那些经常晚上12点多才上床睡觉的人，甚至是过了12点还在工作、学习、玩乐的人，他们的脸色看起来总是青白色的，也会因为胆汁没有办法正常的新陈代谢而患有胆结石等疾病。

丑时（凌晨1：00～凌晨3：00），丑时的血液在肝脏，肝经就已经开始上岗了，这也是肝脏休息的最佳时期。肝脏是我们身体中最重要的解毒器官，"肝为罢极之本"，所以肝脏非常怕劳累。这个时候如果还在不停地工作，日积月累，肝脏肯定会发生一系列的问题，其中，肝胆炎和一些皮肤问题是最常见的病症。尤其是空姐、护士、艺术创造者等经常熬夜的人群，这些人的睡眠时间与自然规律是相反的，他们都无法让自己的肝脏获得及时地补充和休息，这样就容易产生肝胆火热的后遗症。女性如果出现月经提前、色鲜红、量很少或者是迟迟不来月经的现象，就表明你的肝脏已经出现了问题，你最应该做的，就是及时调整你的睡眠时间，养好自己的肝脏。

我们常讲，子时是春生觉，丑时是夏长觉，丑时一过，就是寅时（凌晨 3：00～凌晨 5：00）了，此时，心肺的功能都在启动，血液在肺部，这时候就轮到肺经开始值班了。为什么那么多的心脏病患者都是死于半夜的三四点钟？这个道理在中医的理论中被很好地做了解释，因为寅时，气血也都到了肺部，肺部是人体中的"宰相"，它的职责就是产生大量的血液发送到肺腑之中，保证其他脏器补充能量，这个时候的睡眠，也正是收获气血最重要的一个阶段，就像是秋天一样，是一片丰收的景象，五脏六腑也正在享受着丰收的这份喜悦。这时，如果你还在睁着红透了的眼睛，还不睡觉的话，那么肺部就会失去原有的功能，脏腑也不会收到补充的血液，冬天没有粮食，那么最后只能挨饿了。

这样，在子、丑、寅、卯这四个时辰中，如果你睡了一个好觉的话，那么就可以说是气血大丰收了！

前面，我们已经详细地说明了熬夜的危害，也知道了按时辰睡眠有什么样的好处，那么，聪明的你也应该知道怎样做才是正确的了！那么，赶快去睡觉吧，每天 11 点之前上床睡觉，可以让你变得神清气爽自然美！

我并不是提倡广大女性朋友都做不顾家的女强人，我只是想提醒广大女性朋友千万不要用自己的身体换名利。就像于娟在博客里说的那样，"在生死临界点的时候，你会发现，任何的加班，买房买车的需求，都是浮云。如果有时间，好好陪陪你的孩子，把买车的钱给父母亲买双鞋子，不要拼命去换什么大房子，和相爱的人在一起，蜗居也温暖。"

肾脏是女人健康美丽之源泉

肾脏是女人们健康和美丽的源泉，女人的年龄就体现在腰部的两侧。因此只有肾健康，女人才会容颜美丽、光彩照人。

我们小区里有一个小女孩，长得特别可爱，嘴也特别甜，别看她人小，才两岁半，话可不少，经常能说一些话把你逗得乐翻天。

有一天上午，我下楼买菜回来，正碰巧看见这个小姑娘两只小手放在后背，走路慢悠悠的，逗得旁边的小伙伴们哈哈大笑。我连忙问她这是在做什么游戏？她说，不是游戏，是腰疼。我说，你年纪这么小，哪儿来的腰疼？她认真地说，我奶奶腰疼，我奶奶腰疼的时候就是这样的。

说到腰疼，很多人第一反应就是肾不好。腰疼和肾不好之间的确有一定的关联，不过我所说的肾，并不等同于腹膜背侧，左右各一个，比拳头稍大，主要功能是过滤血液中的废物，制造尿液的"排水处理场"的肾脏，更多的是指生殖系统和先天精气。

肾为先天之本，它从女性脱离母亲身体的时候就存在了。肾最主要的功能就是藏精，并且产生大量的元气。那么，肾精是什么呢？听起来很虚，但是它能够转化成人体所需要的一些物质，比如唾液、血液、消化液、内分泌液等。若是肾精不足，就会使身体的元气大大亏损，白带也就变得清稀，严重的还会出现闭经、月经不调、痛经、腰膝酸软、眩晕，甚至有的时候会出现性冷淡、不孕不育、早衰、更年期提前等病症。

听起来很恐怖，事实上也的确如此。最近，很多女性朋友都向我反映，自从生完孩子后，身体好像真的和从前不太一样了。如果饮食寒凉，加上长期在寒冷的环境中工作，很容易肾亏，最后也就会早衰。肾脏是女人健康和美丽的发动机，只有女人的肾健康了，才会有"气血两旺，容光焕发"的粉嫩容颜！

肾是女人健康与美丽的关键之地，女人一生中会出现各种各样的状况，幼儿期肾虚就会造成发育迟缓；青春期肾虚，就会导致初潮延迟，月经稀少；成年后就会导致不孕不育；更年期还会导致骨质疏松和心律不齐等症状。

肾气的强弱，在眼睑和头发上表现得最明显。女人肾气最盛的时期是 20 岁出头，到了 25 岁之后，就开始渐渐衰退，如果用力梳头，头发掉落明显多于以前，如果再有晨起时眼睑水肿的情况，说明肾脏功能正在减退中。

仔细分析一下，发现其中也有玄机。过去的女人生完孩子没多久就下地干活，大多数女人一生当中都会生好几个孩子，活到七八十岁都没问题。现在的女人生一个孩子后，就发现自己的身体差得不得了。仔细想想，也对，现在年轻女性的肾虚大多由脾阳虚引起，因为女性本身阳气就是比较虚弱的，再加上生活压力非常大，工作繁重，长期处于紧张的状态，情绪也不能够很好地释放出来，那么就会造成女性脾胃功能转弱，时间久了，就会出现各种问题，如怕冷、没有食欲、消化不良、无精打采等。当女性的肾长期处于虚弱的状态时，就会引起肾阳虚。随着年龄的增长，长久积病或者是房事过度，肾精也就会逐渐减弱，人体的肾气和血气就会失衡，一系列的肾虚状况就会相应出现。

那该怎么办呢？

如果发现了自己很怕冷，就要在饮食上注意吃一些羊肉、狗肉、牛肉、韭菜、辣椒、葱、姜、龙眼等温补的食品，这样也就可以一物克一物了。

如果睡觉起来的时候发现自己的脸变肿了、黑眼圈加重、面色苍白没有血色，那么就要在临睡之前少喝一点水，导致眼睑发肿的原因就是喝水太多。另外，可以再做一次健肾操，这种操很简单：两足平行，之间的距离和肩膀同宽，目光平视，将双手自然下垂，双手贴在裤缝上，手指自然张开，将脚跟提起来，连续呼吸9次以后再落地。

如果发现自己非常容易失眠、浑身燥热、注意力难以集中，那么性生活一定要节制。另外，在饮食中可以时常吃一些鸭肉、甲鱼、藕、莲子、百合、枸杞、木耳、葡萄、桑葚等食物。这样就不会每天晚上为了睡不着觉而发愁了，更不用担心白天工作不集中了。

如果发现自己的头发过早地脱落了，或者是头发变白了，并且变得非常稀疏，没有光泽，那么在肾经当令时，就是每天晚上七点之时，可以请人揉搓八髎30分钟。搓八髎时，要让腰部受力，从后腰上面慢慢地渗透到肚脐四周和一些关元的部位。只需要一个星期左右，那么就可以保证你的头发不再大量的脱落。

有一个患者听了我的建议之后，总觉得这样的做法太过于烦琐了，总问能不能吃一些药或者吃一些保健品，那样不是更加方便吗？

我告诉她，肾，就像是自己心爱的汽车一样，关键在于如何保养。并不是说今天自己的车有了毛病，就拉到修车厂去修一修，修好了之后就不注意保养了，这样的话，即使再好的汽车也禁不起折腾的。

护肾最关键的就是日常的保健，不能够将希望寄托给药物或者是保健品。许多止痛药、感冒药和中草药中都有肾脏毒性，不要不经过医生的提醒就擅自服用，否则人就很有可能在不知情的情况下伤害了自己的肾脏。

在平时的饮食中不可以暴饮暴食，暴饮暴食只能加重自己肾脏的负担，经常如此，就有可能损害自己的肾脏，那些本来就患有肾病的人就更应该注意了。

不能够因为贪睡就不大小便，憋尿。憋尿是非常不利于肾脏健康的，因为尿液若是长时间停留在膀胱中，就很容易让细菌繁殖，这样细菌就会通过膀胱、输尿管，从而感染到肾脏，这样就会造成肾盂肾炎。

同时还要远离重金属物质，如铅、铬、汞等重金属，苯、甲苯、酚等有机溶剂以及蛇毒、生鱼胆、毒蘑菇等生物毒素，这些都是损害肾脏的物质，要避免和这些物质接触，若是由于工作的原因必须接触这些物质，那么一定要做好防护措施。

如果有条件的话，工作接近有毒物质的朋友最好是半年或者一年的时候做尿常规、肾功能和 B 超检查。

女性怀孕会让肾脏的负担加重，因此更要检测肾功能。

总之，肾是生命的根源。肾好的女人，不仅身体健康，还能更具活力；肾好的女人，才会更幸福。

女人肾不好，容颜易衰老

一次同学聚会，餐桌前大家闲聊之际，有位女同学突然凑到我跟前，跟我说最近一段时间觉得自己比以前衰老很多，面色无华、暗沉，头发也变得干枯起来。

虽然这位同学年仅 30 岁，但确实比周围同龄的其他同学显得苍老很多。我问她有没有什么觉得异常的地方，她回答说，经常会觉得口干舌燥、皮肤瘙痒，常常失眠，即使睡着了也睡不踏实，梦一场接着一场地做，觉得什么事情都很无聊。

我问她平时的工作压力是不是很大，她说的确如此，自己是一所高中的高三年级班主任，平日里没少为学生们着急上火。熬到了暑假，想着自己可以好好地放松一下应该就没事了，可没想到，放假的那段时间，自己每天保持 8 小时的睡眠，按时吃饭，生活得非常规律，可症状仍然没有缓解。听到这儿，我便告诉她，她很可能是肾虚。

对于一个年仅 30 岁的女人来说，还完全没有到容颜失色的地步，很多 30 岁的女性仍旧像二十几岁的女孩儿那样美丽动人，脸上完全看不到一丁点儿岁月的痕迹，主要是因为她们身体健康，肾功能强健。

可我的这位同学却因为肾虚丧失了美丽，提前衰老，应了古人那句"男怕伤肝，女怕伤肾"。

很多女性认为肾虚是男人的事儿，实际上，女性由于受到生理和病理等因素的影响也常常会被肾虚所困扰，而且女性肾虚的概率并不比男性低。

对于女性来说，肾功能的强弱对于身体活力的保持、美容养颜、强身健体等均有非常重要的作用。女人的一生需要经过月经、怀胎、分娩、哺乳等生理过程，再加上生活和工作压力，使得肾精更加不足。

补肾是女人美容的必要阶段，只有女人的肾脏健康了，才能够保证气血的充足和容颜的焕发，脸上的瑕疵和衰老痕迹就会随着肾气的增强而慢慢褪去，肾脏是唯一一个能够让女人重新焕发青春魅力的器官。

女人如果能够及时补养肾脏，增强肾脏动力，就能够有效延缓衰老，就能让女人保持十足魅力和青春活力。

我嘱咐那位同学平时适当增加补肾食物的摄入，同时服用适量补肾中药，如金匮肾气丸、六味地黄丸、知檗地黄丸等，并且一定要懂得为自己解压，积极乐观一些。那位同学经过一段时间的肾脏和精神调理之后，气色果然大好，看上去更有活力，也更显年轻了！

肾气充足，女人味儿才更足

肾在五行中属水，位于我们五脏的中下方，藏着肾精，为身体提供火力，让我们的生活充满福气。

肾主藏精，生产元气。肾精是滋润女性身体的一切物质，如唾液、血液、消化液、内分泌液等，皆需肾精生产。肾精的量是有限的，一旦肾精不足，身体便会元气大亏，白带清稀、无月经或月经不调、痛经、腰膝酸软、眩晕，甚至性冷淡、不孕不育、早衰、更年期提前等。

想要不生病，应当想办法让体内心火向下走，这样心火就可以和肾水交融，温暖肾水。心火不过热，就不会蔓延，肾水不过凉，便不会泛滥，进而达到平衡状态。上述现象即为心肾相交，健康者一定心肾相交。

我有一位朋友，才三十出头，由于肾虚，肾水不能约束心火，心火上窜，额头长出很多痘痘，口中干苦，口腔溃疡。晚上躺在床上的时候觉得胸口烦热，睡不着，夜尿增多，一个晚上起几次夜。

女性肾不好，卵巢、子宫就会缺乏营养，进而衰退，之后出现月经不调，甚至闭经，性欲下降，不孕不育等症。此外，肾不好的女性，特别是水行女人，容易乳房瘦小，臀部塌瘪，腿部毒素、脂肪堆积，头发开叉、断裂、变白；头晕，思维不敏捷；听力下降；耳鸣，体力欠佳，稍微劳累就腰酸背痛；经常腰痛、后脚跟痛。

我告诉朋友每晚 6：30 ～ 7：30 按摩肾经、心包经，按至每条经脉发酸发胀为止。注意，顺着经脉查找痛点，皮下出现条索、硬块的地方应当加大力度按揉，将条索和硬块揉开，至痛点不痛，即可打通经脉。

连续调理一个星期之后，朋友的口腔溃疡就愈合了，也不再起夜，一个月之后，胸口烦热消失，躺到床上能迅速入睡，额头上的痘痘也不见了。整个人的思维变得清晰了很多，工作起来效率也提高了。

还有一位朋友，每天早上起床都会发现自己掉了很多头发，常常头晕，月经量减少，面对自己的老公常常表现得性冷淡。

实际上，她所表现出的这些症状都和肾虚有关。之后，我给她出了个主意，让她每天晚上 7：00 用五行养生油搓八髎半小时，搓八髎的时候，应当能够感受到腰部热力从后腰一直渗透至前面肚脐眼周围和关元穴处。坚持按摩一个星期后，头发就不再掉发了，性冷淡也得到了改善。

我们身体所需营养皆由肾精产生，女人的记忆力、思维能力、白带、月经、生育、性欲等皆与肾精相关，因此，只有保持肾精充足才能保证这些过程完善。

补养肾气，让女孩出落得更标致

对于一个小女孩来说，如果出现了肾阳不足，那么就会表现为尿床、头发萎黄稀少、筋骨痿弱、发育迟缓、长牙晚等一系列的状况。身体的发育情况明显比同龄的孩子迟缓，有时候还会出现智力低下的状况。

我们小区里有一个小女孩，现在已经五岁了，叫苗苗，五官长得非常清秀，也非常讨人喜欢。唯一美中不足的是，她的头发非常黄，而且很稀疏，所以大家都叫她黄毛丫头，在背地里就说她是因为"营养不良"才这样的。她的妈妈听到这样的话很不开心，这个年代了，还有谁家的孩子会出现营养不良的状况呢，有也是营养过剩。

有一天早上，我去菜市场买菜，碰巧遇到了苗苗的妈妈，于是就说起了这件事。我说，头发黄和人体气血是有关系的，气血充盈，头发才会变得光亮润泽，气血不足，那么头发就是干枯毛躁的。她妈妈问，那应该怎么办呢？要不要再给孩子买一点营养品？我说，根本不用这样，其实最好的营养品就是食物，在饮食上，让孩子多吃一些养肾、补血的食物，只要坚持一段时间以后，就会好转了。并且，孩子现在正是生长发育的时候，身体的新陈代谢能力也非常强，因此，根本没有必要吃补品。

于是，每天早上全家人在喝粥的时候给其他人都吃白米粥，给苗苗喝的则是核桃粥和芝麻粥，如果吃腻了，那就换成核桃黑芝麻米糊。每天，她家的餐桌上都会出现猪肝、菠菜、红枣等补肝血的食物，吃完饭以后，还会吃一些新鲜的水果。另外，不管工作有多忙，她妈妈都会抽出时间来给苗苗梳头发，经常梳理头发，能够有效地促进头部的气血循环，这样头发就可以得到气血的滋养了，就可以变得乌黑亮丽。在梳头发的时候，家长还可以用手轻轻地按摩孩子的头皮，这样就可以促进血液的畅通。

这样坚持几年以后，苗苗长到7岁的时候，别的孩子都已经开始换牙了，她的牙齿才开始松动。要知道，两年前，她可是一个干瘦的黄毛丫头！

为什么我一定要说是在七岁的时候呢？中医上讲，女人的成长周期就是7，男人的成长周期是8。女人一旦过了28岁，男人一旦过了32岁，身体就开始走下坡路了。

像苗苗这样，头发干黄稀少、身材矮小，其实就是因为肾虚。有很多人都会说，补肾不是男人的事情吗？怎么小女孩也需要补肾呢？《黄帝内经·素问·六节藏象论》中有提到"肾者，主蛰，封藏之本"，这句话就是说，肾主封藏，也就是人体精气集中归藏的地方。肾是人的先天之本，如果一个人肾虚，人体的精气就没有办法实现统摄。可见，肾是一个人健康的根基，无论男女，肾都是非常重要的。

我常常告诫那些正准备怀孕的女性，至少在怀孕前半年就要将烟和酒全部戒掉，然后要养成良好的生活习惯，并且要坚持，每个月都要去外面健身，这样准备半年，生出来的孩子才会健康。如果生的是一个女孩的话，在7个月的时候，孩子就开始长牙了。如果先天有所不足，那么长牙的时间就会变得很晚，因为肾主骨，只有在肾气充足的时候，骨骼强健，牙齿才可以变得坚固齐全。

如果肾中的阳气不充足，那么整个人就会失去原有的活力。《红楼梦》第三回写过这样的一段话，众人一见到林黛玉身体面庞"怯弱不胜"的时候，就知道她先天存在"不足之症"。林黛玉自己也承认了："从会吃饮食时便吃药"，也请了很多的名医来医治，但是就是不见效。可见，一个先天气血不足的人是很难在今后的生活中健康成长的。

因此，肾是否健康，可以说关系到一个女人一生的命运。想要将女人人生的大运开启，让女人拥有健康美丽的人生，那么，在人生的第一个重要的阶段就需要补肾。

从孩子刚刚出生的时候，从可以吃东西开始，妈妈们就要注意给自己的孩子补肾。鸡蛋可以说是给孩子补肾最好的食物了。7 个月的宝宝可以适当吃一些蛋黄。蛋黄性平味甘，是补脾胃最好的食物。并且，蛋黄更容易被宝宝吸收，对于补养肾气、强健骨骼都有很好的疗效。另外，虾也是补肾最好的食品。中医上认为，虾性温味甘，能够补肾香气，将虾壳剥掉，剁成虾泥，这对于宝宝来说，是最适合的食物了。

慢慢地，孩子开始长大了，可以给孩子吃的食物也变得多种多样了，这时候就可以让孩子摄取各种各样的食物，这样才能保持孩子营养全面，不挑食。多吃一些猪肉和豆类的食物可以补肾气。《黄帝内经·素问·金匮真言论》中有这样的说法："肾……其味咸，其类水，其畜彘，其谷豆"，猪肉和豆类都是非常好的补肾养气的食物。另外，山药、猪蹄筋、猪骨髓、鲈鱼等也都有补肾的作用，可以多吃。

女孩子要少吃甜食和冰激凌。《黄帝内经·素问·生气通天论》中说："味过于甘，心气喘满，色黑，肾气不衡。"可见，吃太多的甜食对肾气是有损害的。冷饮是寒凉的食物，寒气侵入身体的时候，就会转化成湿邪，也就会影响肾脏的正常功能。

等到孩子慢慢长大了，可以上幼儿园、上小学的时候，建议孩子的爸爸妈妈们不要给孩子太多的压力，太大的压力会让孩子觉得上学是一种负担。很多家长都会对孩子说："你要用心学习！"其实，这里面所说的"用心"在中医上称之为"用神"。《黄帝内经·素问·六节藏象论》中说"心者，生之本，神之变也"。神与心有很大的关系，而心主要管理的是血脉，心脏的气血充盈，五脏六腑才可以正常运行，这样就可以保证"神"的产生。

如果你想让自己的孩子学习成绩好，那么就要在"神"上多多给孩子加油。多给孩子吃一些补气血的食物。气血是通过水谷精气的运化而产生的，因此给孩子多吃一些大枣、桂圆、花生等补气血的食物，可以将这些食物煮成八宝粥，既容易消化，又可以起到补血强身的功效，一举两得。平时，家长可以给孩子多吃一些肉、蛋、奶、豆腐、鱼等补脑的食物。特别是鱼，营养含量非常丰富，便于消化，是孩子补脑最好的食物。

有一些女孩子非常胆小，六七岁了，还要跟父母睡在一起，自己单独睡觉的时候要开着灯才可以睡得着。妈妈见到人就会说："这孩子胆小。"其实，胆小也只是孩子们外在的一种表现，从中医的角度上来讲，胆小其实是肾虚的一种表现。中医有"在脏为肾……在志为恐"的说法，这句话就是说恐为肾之志。如果肾气充足，五脏六腑也就会得到很好的滋润，从而胆气豪壮；但是肾气不足的话，五脏六腑就会失去滋养，功能低下，自然而然就会表现出胆小害怕的症状。

出现这种情况，妈妈就要给孩子做一些心理上的辅导，鼓励她，找到她害怕的原因，帮助她从根源上将问题解决。还可以给孩子喝一些小米粥、大骨汤、芡实山药粥等，这些也是补肾的最佳食谱。只有肾气充足，小孩子才不会变得胆小怕事。

一棵小树苗，想要长成一棵参天大树，就需要园丁们细心的呵护，该浇水的时候浇水，该施肥的时候施肥。对孩子来说，父母就是他们的园丁。所以，不要总羡慕别人家的孩子为什么那么健康，胆子那么大，多给自己的孩子补补气血，你的孩子也会长成一棵健壮的小树。

第五章

脾胃不和，气血失调，
斯人独为此憔悴

脾统血，脾好则血行规律

脾位于人体的中焦，左腹部以下，形状似镰刀，脾和胃一同处于中焦的位置，为人体消化系统的主要脏器。气血养生的过程中，脾为其中的重要脏器，脾胃不好，就会诱发气血不足，身体健康也会跟着受影响。

记得有一次同学聚会，陪我一起去的同学吃完东西后跑了几次厕所，直到第二天都还是浑身无力，面色苍白、透着暗黄，我问她究竟是怎么回事，她说自己昨天晚上吃坏了东西，我拿出一包红糖姜片茶，让他冲服下去，没过一会儿，同学的脸色就好了些。生活中，我们常常会看到这种现象：一个人生病了，却还非常能吃，大夫就会说没有大碍，因为脾胃对气血之摄纳来说非常重要，能吃饭，说明气血补充充足。

脾主运化，能够将水谷化成精微物质，同时将精微物质运输至身体的各个部位。脾的运化功能又分为运化水谷、运化水液两方面。

其中，运化水谷即对食物进行消化、吸收，食物进入胃后，小肠会对食物进行消化、吸收，而这个过程要依赖胃的运化功能，把水谷转化成精微物质。并且，还要依赖脾之运输、散精功能，进而将水谷精微输送至全身，脾之运化水谷精微的功能旺盛，机体之消化功能才能健全，才可化为精、气、血、津，为人体提供充足的营养物质，进而营养脏腑、四肢百骸、筋骨皮毛等组织，维持正常的生理活动。反之，如果脾之运化水谷精微功能衰退，即脾失健运，机体之消化吸收功能就会失常，进而导致腹胀、便溏、食欲下降，诱发倦怠、消瘦、气血生化不足等。运化水液又被称作运化水湿，即水液之吸收运转、散布，也就是对被吸收的水液进行运转、布散，可以将水谷精微中的多余水分输送到肺、肾之中，通过肺肾之气化功能转化成汗液、尿液排出体外。所以，脾之运化水液功能旺盛，可以防止水液停滞于体内，即防止湿、痰等病症生成。反之，脾之运化功能衰退，一定会导致水液停滞体内，进而产生湿、痰等病理产物，甚至诱发水肿。

脾的统血之功即脾可以统摄血液在静脉里循行，避免其溢出脉外。脾可以包裹血液，避免血溢，脾之统血功能以脾主运化为基础，脾气健运，则气血充足，统摄力强，血行脉中，却不会溢到脉外。所以，《济阴纲目》之中提到："血生于脾，故曰脾统血。"如果脾失健运，脾气亏虚，统摄无力，就会导致血溢出脉外，主要表现为：吐血、衄血、便血、尿血、皮肤出血、经量增多，甚至崩漏。

脾统血和肝藏血之间有着一定的联系，血液的生成要依靠脾胃；既成之血，藏之于肝，依机体所需运行诸经。血液之行，要依靠心肺之气作动力，肝脾之气为约束。脾气健运，则血液化生充足，肝有所藏；肝血充盈，行之于经，则脾有所统，两者之间关系密切，相辅相成。

脾胃为后天之本、生化之源，所以，后天有了脾胃滋养之后，人体才会更加健康，整个人面色红润、朝气十足。

脾气弱，则食难化，痰湿生

现代人的工作忙碌而紧张，喝水的时候常常是口渴了就拿出一瓶矿泉水或冰镇饮料，一口气喝上一大杯，有时候觉得心火旺，干脆直接从冰箱里拿出冰镇饮料来喝。喝过冷饮之后，胃黏膜血管会立即收缩，整个脾胃功能都会下降，脾主运化水湿，为水液代谢之枢纽，脾依靠脾阳的动力将水分气化，冰冷的饮品一下子进入到火热的胃内，就会暴伤脾阳，一旦脾阳不足，气虚无法运化水液，就会产生痰浊，全身水液的代谢速度变慢，喝下去的水增多，排出去的水变少，停留在身体中，导致肥胖，实际上是细胞间液水分增加。

脾气的主要功能就是运化水液，一旦脾失健运，就会影响到食物和水转化成人体所需要津液的过程。如果我们脾气虚弱，那么就很容易造成"津液不归正化"，即形成痰湿。这样一来，我们在吃东西的时候，不仅食物难以吸收，而且还不能转化成为人体所需要的津液，对健康是不利的。这种症状在中医上又被称为"水湿"，如果长期下去，就会让我们的脾脏功能越来越差，开始变得疲软，会让我们经常出现腹胀、腹满，而且还常伴有呕吐感，食物更加难以消化吸收。

说了这么多，可能有的女性朋友会问，脾脏到底在什么位置呢？脾位于左上腹胃的背面，是我们人体当中最大的免疫淋巴器官。在胃与膈之间，有很多的功能，比如造血、储血、滤血、免疫等。一旦脾出现了问题，就好像是河流受到了堵塞一样，如果这种状态短时间之内无法有效改变，堵塞到了一定的程度，那么河流自然就成为一条臭水沟，中医上把这种症状称之为"浊腻"，换句话说，也就是我们常提到的"湿"了。

当"湿"达到一定程度之后，我们的身体就会感到非常沉重，而且还会出现难闻的气味，尤其是我们的小肚子，会觉得一天到晚满满的。哪怕我们喝一点水，也会让小肚子鼓鼓的，而且很长时间不容易下去，我们整个人一天到晚都会感觉非常疲惫，四肢也变得没有力气，之后出现食欲不振等情况，中医上又称之为"纳呆""纳差"。

可能这么说很多女性朋友不明白，给大家举一个例子吧。夏天的时候，如果你刚刚从外面回来，结果一下子喝了很多水解渴，但是马上感觉到肚子发胀，而且半天也下不去，甚至还会出现恶心、想吐、心跳加快等情况。有一些女性还会出现厌食、胃里难受等情况。由于这些情况和中暑的情况类似，所以很多女性都以为自己中暑了，其实，要提醒大家，这并不是中暑，而正是脾虚的现象。

如果我们的胃一旦受不了，我们就会表现得不想吃饭。这个时候，我们身体内部也会自行进行调节，因为只有这样才能够减少脾负担，而这样就等于是给脾脏功能的恢复提供了良好的时机。

在《素问·阴阳应象大论》中有这样的记载："清气在下，则生飧泄"。意思是说脾虚或者脾气下陷很有可能会让我们的内腑下垂，比如胃下垂、肠脱垂等。而且，由于痰湿过重，就会给我们的肠道带来很多的垃圾，这样会造成人体血液的循环不畅，很容易出现便秘、便血等情况。

脾虚湿困者的主要表现包括：口内黏腻，口干而不欲饮，小便少，舌体胖，舌质淡，舌苔腻。女性还可能伴随着白带增多症状，到医院检查消炎后症状得不到缓解。如果女性朋友们不能够进行良好的自我调节，不注意日常的饮食，那么就会让营养沉积在我们的体内，会造成肌肉缺失营养而出现消瘦、皮肤松弛等情况，严重的话甚至会造成肌肉萎缩、四肢无力。此外，由于脾虚易引起胃寒，这样就会造成整个消化系统功能都不好，表现出吃不下东西，稍微吃些东西就闹肚子，而最常见的问题就是大便不成形，中医称之为便溏。

脾虚湿滞者夏季时要注意将空调的温度稍微调高一些，尽量少用空调，因为夏季时我们的毛孔要开合呼吸，让热量随汗液向外散发以降温，如果不让它散发则不利于水液和代谢物排泄，如此，水湿和热气就被憋在体内。

还要注意适量运动，很多人经常以忙碌为借口不运动，其实能让我们运动的机会太多太多，比如下班后提前两站下公交车，爬楼梯代替坐电梯，下楼买饭等，因为运动也有帮助身体排出湿毒的作用。

女人脾虚，美丽大打折扣

气血是女人美丽的根本，脾脏统领血液，脾虚则气血不畅，女人的美丽就要大打折扣。

女人的衰老从面容的憔悴，乳房、臀部不再丰满开始，而这些都和中医说的脾气虚有关。中医认为，脾经循行时经过面部、乳房，一旦脾气虚弱，经过的脏腑、组织都要受累。此外，脾主肌肉，脾气虚的人往往肌肉无力、体型不佳，所以从面容到体态的健康美丽与否都和脾的状态有关，而脾气强健的女人大多皮肤紧致、气色红润。

　　女性是可以察觉自己脾虚的。首先是面色发黄、头发枯槁、皮肤不滋润。皮肤和头发的质量都是由蛋白质的吸收决定的，它们好像壁虎的尾巴，在生命难保的时候，壁虎首先放弃尾巴这个最次要的器官。人体也一样，一旦气血亏虚、蛋白质代谢出问题，也会首先放弃头发、皮肤这些相对次要的器官，重点放在心脑肾上。所以，脾虚的女人老得快，女性一旦发现自己的容颜未老先衰，就要开始关注你的脾了。

　　脾虚的女人宜吃豆类食品。中医认为，豆类性平、有化湿补脾的功效，对脾胃虚弱的人尤其适合。但是，根据种类的不同，豆类的食疗作用也有所区别。

　　1. 豇豆

　　又名"豆角"，性平、味甘咸，归脾、胃经，具有理中益气、健胃补肾、和五脏、调颜养身、生精髓、止消渴的功效。主治呕吐、痢疾、尿频等症，尤其适宜于糖尿病、肾虚、尿频、遗精及一些妇科功能性疾病患者多食。

　　·鱼香豇豆

　　材料：豇豆350克、花椒1克、干辣椒2克、姜10克、葱15克、蒜25克、剁椒30克、糖3克、盐2克、酱油20毫升、醋15毫升、香油5毫升、牛肉粉1克、食用油30毫升、黄酒10毫升。

　　做法：姜末、蒜末、葱末、剁椒、糖、酱油、醋、香油、牛肉粉拌匀调制鱼香汁。主料豇豆掐去两头，洗净，切成寸段。豇豆入锅煮至断生，捞出后放入冷水中，拔凉后捞出沥干。锅烧热，放入油、花椒、干辣椒煸香后捞出。放入豇豆、黄酒翻炒至八、九成熟。倒入鱼香汁中火翻炒入味，根据口味加盐调味即可。

　　2. 豌豆

又名"荷兰豆"，味甘、性平，归脾、胃经，具有益中气、止泻痢、调营卫、利小便、消痈肿、解毒之功效。主治脚气、痈肿、乳汁不通、脾胃不适、呃逆呕吐、心腹胀痛、口渴泻痢等。

· 香菇荷兰豆炒马蹄

材料：鲜香菇（或干香菇）3朵、荷兰豆100克、马蹄6只、红椒少量（上色）、蒜2瓣（剁成蒜蓉）、色拉油、盐、鸡精适量。

做法：香菇洗净切片，荷兰豆去老筋撕成小片洗净，马蹄洗净去皮切片。炒锅烧热下油，烧至五成热，下蒜蓉炒香。下香菇、荷兰豆翻炒几下，下马蹄、红椒同炒，可以下少量高汤，下盐和鸡精调味即可。

3. 毛豆

味甘、性平，入脾、大肠经，具有健脾宽中、润燥消水、清热解毒、益气的功效，主治疳积泻痢、腹胀羸瘦、妊娠中毒、疮痈肿毒、外伤出血等。因毛豆是黄豆的嫩豆，卵磷脂成分丰富。

· 盐水毛豆

材料：毛豆一斤，干辣椒、花椒、姜片、八角、盐适量。

做法：买回来的毛豆要仔细清洗，至少要洗3～4遍，先洗掉泥土，后洗掉浮毛，用剪刀剪掉毛豆两头。锅中倒入清水，放入几个八角、一些花椒、几片生姜和几个干辣椒。大火烧开后，放入剪好角的毛豆，放入盐开锅后，中小火煮5分钟，时间不要太久。5分钟过后关火，用余温来焖熟毛豆。焖好的毛豆带汤盛入碗中，盖上保鲜膜，放入冰箱冷藏一晚后吃，味道更佳。

4. 蚕豆

传统医学认为蚕豆味甘、性平，入脾、胃经，可补中益气、健脾益胃、清热利湿、止血降压、涩精止带。主治中气不足、倦怠少食、高血压、咯血、衄血、妇女带下等病症。

·蚕豆鲫鱼粥

材料：蚕豆 90 克，鲫鱼 150 克，茯苓 30 克，稻米 30 克，大蒜（白皮）30 克，姜 3 克，盐 3 克，植物油 20 克。

做法：将鲫鱼去鳞、鳃及内脏，洗净；起油锅，放下鲫鱼，煎香铲起；蚕豆、茯苓、生姜、大米洗净；把全部用料一齐放入瓦锅内，武火煮沸后，文火煮 1 小时，再放入大蒜，煮 10 分钟，调味即可。

5. 扁豆

扁豆能健脾和中、消暑化湿，治暑湿吐泻、脾虚呕逆、食少久泄、水停消渴、赤白带下、小儿疳积。

·酱爆鸡蛋扁豆

材料：扁豆、鸡蛋、姜、蒜、红油豆瓣酱、盐。

做法：扁豆洗净择去老筋，斜切成段；姜、蒜切小片；鸡蛋打散，滴入几滴料酒和几滴清水；锅入少许油，将鸡蛋炒至基本凝固后关火，然后用铲子铲成小块；另起锅入油，爆香姜蒜，倒入扁豆，翻炒至颜色略微变深，然后调入适量酱料翻炒；继续翻炒至扁豆基本熟透，中途可加少许水；扁豆炒熟后倒入炒好的鸡蛋，翻炒均匀即可，根据个人口味酌情加盐。

痰湿体质，健康应从健脾入手

生活中我们经常能看到一些身形肥胖、性情温和、倦怠懒言的女性朋友，此类女性多属于痰湿体质，她们的脾胃运化功能失调，痰湿不能随着水谷精微一同运化，就会郁结、转化成脂肪。

脾为气血生化之源，主运化，不但能有效消化我们摄入的食物，还可以通过脾气将水谷精微分布至全身各个部位。脾主土，既然将脾比喻成人体中的"土地"，可想而知脾对于人体来说有多重要。从中医的角度上说，脾为后天之本，人生活下去之根本。一旦脾出了问题，健康就会受损，美丽大打折扣，因此，每个人都应当重视养脾的过程。

《素问·经脉别论》上有这样的记载："饮入于胃，游溢精气，上输于脾，脾气散精，上归于肺，通调水道，下输膀胱，水精四布，五经并行"，这句话的意思就是说，如果脾气的运化转输功能失调，津液则无法输布，形成痰。所以说，痰湿体质的女性一定要从健脾入手。

一项调查结果显示，在空气相对湿度达到65%以上时，空气内的水分就会过剩，加重湿邪，人就会表现出困倦、身体四肢沉重、无食欲，还会出现皮肤起疹、脸上黏腻不舒服，甚至还会患上肠胃炎。

因为"脾为阴中之至阴"，最容易受湿邪所困，且湿邪是一种很难控制的外邪。湿邪侵袭人体时，每次我们还没有意识到时，它就已经开始侵袭身体了。尤其是当人体处在潮湿环境中时，湿邪会由口鼻、肌肤进入体内，一旦这些进入体内的水分不能顺利经尿液排出体外，滞留在人体之中，就会表现出一系列湿邪症状。

脾虚湿困的时候应当及时健脾祛湿，将体内的多余水分排泄出去，如此身体才可免受其害，而温补脾胃是解除湿困最好的方法。

现代女性的饮食虽然相对全面，但运动量却大大减少，气血循环不畅，身体健康受损，高血脂、高血糖、高血压等慢性疾病接踵而至。之所以会出现上述慢性病，主要是因为饮食过于肥美、温燥，导致了脾失健运，水湿内生，积聚成痰。尤其是那些本就身形肥胖的女性，更易患上这些富贵病，中医上有"肥人多湿""胖人多痰"等说法。因此，日常生活中，患"富贵病"的女性、有发福倾向的痰湿体质的女性一定要注意健脾补气、祛痰除湿。

日常生活中，可通过服食淮山薏米莲子粥、田艾煲鲫鱼、红豆薏仁汤、芡实莲子薏仁汤等有健脾祛湿作用的药膳来调理。

按摩胃经调气血，面色红润有光泽

气血充足，女性就会面色红润、有光泽，还能润泽秀发，拥有乌黑亮丽的秀发。年轻女孩的口唇多鲜艳红润，眼睛清澈明亮而有神，其实就是因为她们的气血充足。一旦气血虚弱，就会"面始焦、发始堕"，生出皱纹，变成"黄脸婆"。养好气血对于女性的容颜来说非常重要。有一个简单的方法可以调气养血，那就是敲打胃经。

敲打胃经的方法是沿着胃经的循行路线一直敲至面部，双手微张，之后用十根手指的指腹轻轻叩击，敲到颈部的时候改成用手掌轻拍，拍到大腿的时候，由于肌肉较多，可转成捶打。通常清晨敲打的效果比较好，辰时刚好为胃经气血最活跃的时候。

足阳明胃经是条非常复杂的经络，可以化繁为简，对胃经的锻炼方法可总结为：搓脸抓乳推肚揉三里，虽然只有一句话，但却包含着四个动作：先说搓脸，即"干洗脸"，双手搓揉面部的皮肤；抓乳，胃经是十二正经中唯一贯通乳房的经脉，之后是推肚子，用手掌或手握空拳，由两乳向下推揉，整个腹部基本都要按摩到，如此即可保证推到胃经。胃经上的最后一个穴位就是足三里，按揉的时候可以先用右手于膝盖下方抓住右小腿，用拇指按穴位，其余四指抓小腿后侧肌肉，方便拇指用力。

中医认为，脾胃是"气血生化之源"，《黄帝内经·灵枢·决气第三十》中有"中焦受气取汁，变化而赤，是谓血"之说。阳明经脉接受食物后，经过元气之温煦把它变成水谷精微输送到全身各处，这种精微物质即我们平时说的"气血"。脾胃健壮，气血才得充足，若脾胃虚弱，吃下去的食物无法消化，气血则无生化之源。其实仅有气血还是不够的，还要有人运输气血，经脉就担起了这个重任。一旦经脉被堵住，气血运不出去，即使气血充足也是没有效果的。

从胃经的循行路线上我们不难看出，面部问题大都归胃经管，足阳明胃经多气多血，因此只要保持胃经畅通，即可气血充盈、经脉畅通，肌肤、毛发才能得到滋养，身体才得健康。

漂亮的女孩总是特别关心自己的身材和容颜，然而事实上，健康才是一切美丽的基础，想要保持苗条的身材也要以健康做基础。其实，肥胖本身就是一种病态，中医早就对肥胖有了认识，《素向·通评虚实论》当中就有关于"肥贵人则膏粱之疾也"之说，说明人长胖就预示着身体出了问题，这种解释也适合平和体质的女性。

要想达到瘦身美容的目的，最好的办法是通过自然的方法，如饮食、运动、经络等来调理身体。敲打胃经也是非常不错的减肥方法，经常敲打腿上和胸腹部的胃经穴位，可以增强脏腑的强健、运化功能，可以增强自身体质，促进身体健康。而且敲打胃经有抑制亢奋食欲的作用，有益于身体健康。身体健康了，精神状态也会越来越好，身体、精神好了，女性想不美都不可能。

另外，坚持每天用手按压面部四白穴，每次轻揉地按摩 3 分钟，能增强胃肠功能，胃肠健康了，体内的毒素即可有效被排出，体内的多余营养也可以被运化掉，身材就会更苗条。

脾湿生黑头，穴位按摩即可消

黑头也叫黑头粉刺，是开放性粉刺（堵塞毛孔的皮脂表层直接暴露在外，和空气、空气里的尘埃接触），为皮肤油脂在空气里的氧化导致的，发臭发黑，黑头粉刺多出现在青春发育期的青少年身上，容易出现在面部、前胸、后背，特别是鼻子处的小黑头非常多，其特征为显著扩大毛孔里的黑点，挤出后形似小虫，顶端发黑。

鼻头及其周围常常会分泌很多油脂，这些油脂会硬化，经过氧化之后变成黑头。黑头为净白肌肤的天敌，所以，很多女性都为自己鼻子上难缠的黑头而烦恼着。即使面部肌肤洁白无瑕，脸上有些黑头也会影响美观。试想，如果鼻子上满是黑头，还泛着油光，怎么会好看呢？因此，多数女性在面对黑头的时候都会想办法去解决它。

一次，外甥女一进门我就看到她鼻头上的红肿，仔细询问才得知，外甥女的鼻子上长了黑头，为了挤出黑头，她费了不少力气，虽然挤出了一些白色分泌物，可没想到毛孔越来越大，每挤一次，鼻子就会红一次，而鼻子每红一次，毛孔就会再大一次。我给外甥女推荐一个简单的去黑头的方法，按摩阴陵泉、足三里两个穴位。

鼻头问题多因脾胃所致，《黄帝内经》之中有云："脾热病者，鼻先赤。"从五行上来看，脾胃属土，五方中与之对应的是中央，鼻为面的中央，因此，鼻为脾胃的外候。脾土怕湿，湿热过盛，鼻子就会有反应。和脾土相对的是长夏，因此，夏季时黑头会更加严重。

除脾湿的最佳方法就是刺激阳陵泉穴、足三里穴，阴陵泉为脾经之合穴，从脚趾出发的脾经经气从这儿向内渗入，能够健脾除湿。它位于膝盖下方，沿着小腿内侧向上捋，向内转弯的凹陷处即为阴陵泉穴。每天按摩此穴，没有时间拘束，空闲时就能做，但是一天要保证按揉 10 分钟以上。若体内有脾湿，最开始按摩的时候会很痛，不过坚持按摩，疼痛就会逐渐减轻，说明脾湿在好转。

足三里为治疗脾胃病的重要穴位，想化脾湿也不能少了这个穴位。最佳的刺激方法就是艾灸，每天晚上临睡前按揉两侧阴陵泉穴，用艾灸条艾灸足三里 3 ～ 5 分钟。为了提升刺激阳陵泉穴、足三里穴的效果，患者饮食、日常上的保养都要得当。尽量少吃些甜食，特别是糕点类、冰激凌等，因为甜食会加重脾湿，可以取适量大米、薏苡米熬粥。日常的护理过程也要得当：

第一步，用温水清洗鼻子，之后用少许洗面奶轻轻洗掉鼻子表面的污垢，最后用清水清洗干净。

第二步，取适量洗面奶按摩，进行深层鼻部清洗，时间久点没关系，不过这种洗面奶一定要柔和，没有过敏反应，也不能是强碱性，要注意，千万不能用香皂、硫黄皂之类的油脂性皂类。

第三步，清洗干净之后最好用干净的毛巾将其擦拭干净。

第四步，将吸油面膜涂在鼻子上面，这个面膜呈乳状，有面霜的软度，抹在鼻子上进行按摩。抹一会儿就干了，干了之后不要洗，粉色膜干时会变成白色，你就会发现鼻部的油被吸了出来。

第五步，涂抹收缩水收缩毛孔，注意，选择酒精含量低的收缩水。虽然这些方法的效果不是特别显著，但却是治本之法，一定要坚持不懈。

脏腑平衡，娇艳如花不是梦

肾气充足，有助于滋养头发，强壮骨骼，让"三七"女人身材挺拔、滋养秀发、气质出众。若是肾气开始减弱，自然会出现腰膝酸软、耳鸣、脱发，面色憔悴等不良情况，更不要奢求优雅和美丽了。

在上面我们提过，我说女子在古代年龄到了 14 岁就会定亲，但并不意味着马上要结婚了，古代明确规定"女子二十而嫁，男子三十而娶"。这其中所蕴含的道理就是"女七男八"。因为女子到了 21 岁的时候，肾气是最平均的时候，"真牙生而长极"，这个时候身体是最巅峰的时刻。这种高峰可以持续到"四七"28 岁那年，肾的功能、肝的功能在这个阶段也是最高峰的时候，这时女子身体处于最佳的时刻。所以，古人认为女子二十而嫁，在生命状态的最高峰期必然会养育一个健康的孩子，这也是古人提倡二十结婚所包含的道理。

闲暇时分，我就会翻看以前的照片，发现还是 20 岁左右时，是我最漂亮的时候，虽然看起来很青涩，但是却如同一朵待开放的花苞，似开未开的时候是最美的，等到盛开过后，也就开始走向衰败了，美丽也开始走下坡路了，就像我现在的年龄。

褪去了少女的羞涩，对于未来充满好奇与憧憬，21岁的女孩有着全新的面貌。身体发育基本成熟了，长出了智齿，身高基本定格了，乳房发育也完成了，骨盆也变宽了，这个时候女孩的身材是最迷人的。

在这7年里，绝大多数的女生都在初中升高中的阶段，有着繁重的学习重任，这时候是最伤神的。还有的女孩心气很高，此时开始为自己谋划未来，设想"我要达到什么样的成绩""我要考上什么样的大学"，虽然志存高远，但是也应该着眼于眼前的情况，过度劳累必然给身体造成损伤。我们知道，肾主志，要想志向安定，心要定，就应该多吃一些黑色食物，比如黑豆、黑芝麻、栗子、木耳、海带、香菇等，这些食品都是补肾的最佳选择。

要想达到肾气平衡，女性朋友就应该给肾更多关爱，不仅要补损，还要增益。若是将肾脏比喻成一口锅，肾精就是锅中的水，我们滋养肾，就必须看好这口锅，不能让锅漏了，同时还需要向锅中加水，从而使肾精充足。把锅看护好，就是保护好来自于父母的先天之精，这是保证肾精充足的基础，不做损害肾的事；而往锅里加水，就应该多吃补益肾脏的食物，为肾脏增加营养。

养肾，也应该注意方式方法。注意饮食搭配，摄入一定量的咸味食物对肾脏有益处，而过咸则会对肾脏造成损伤；最好注意对咖啡的饮用，少吃甜食，保证充足的睡眠。在这个时候，很多女孩都处于学习紧张阶段，很晚睡觉，时间一长，就会有损肾精，皮肤松弛缺乏弹性，脸上长满痘痘。对于睡眠而言，也要讲究方式方法，我建议大家睡子午觉。子时是晚11点到凌晨1点，是阴气最盛、阳气衰弱之时。中医讲究"阳气尽则卧"，在此时睡眠最能调养精神，保护内脏。午时，是中午11点到下午1点，此时阳气是最旺盛的时刻，阴气衰弱，"阴气尽则寐"，所以在这个时刻也应该安眠。阳气盛时，调养的效率也是最高的，午睡应以"小憩"为主，只需要半个小时就可以了。

我看见过很多学生午睡的情景，坐着睡或者趴在桌子上睡，这都会对头部的血液供应造成不良影响，这样睡醒之后就会感觉到头昏、眼花、乏力。午睡的时候最好不要趴着，平卧或侧卧都是可以的，最佳的睡觉方式就是头高脚低，向右侧卧。

保护肾气平衡，重点就在保卫人体正气，避免邪气入侵。从中医的角度来看外感六淫、内伤七情是人体发病的原因。六淫就是风、寒、暑、湿、燥、火六种邪气；七情就是喜、怒、忧、思、悲、恐、惊七种情绪。而在这个时期女性朋友都面临着学业问题，以及早恋问题，这些都给她们带来不少的压力，所以情绪很不稳定。中医认为"喜怒无常，过之为害"，可见，如果长期处于情绪低落的境况，这种不良情绪就会造成脏腑功能的紊乱。

"三七"里的女孩，还有一个问题困扰着她们。这个问题就是体重问题。在这个以瘦为美的时代，几乎每个女孩都希望拥有苗条的身材。于是，很多女孩一边抓紧时间学习，一边还在顾及自己的身材，减来减去，身材没有瘦下来，身体却出现了状况，更有甚者居然出现了闭经问题。

肥胖，从中医的角度来看"膏者，多气……肉者，多血……脂者，其血清，气滑少"。也就是说，身材肥胖者都是因为内脏出现了问题，脏腑虚弱，气血运行也不正常，运化不畅，体内浊气、瘀血、膏脂的堆积。女性减肥，主要为了苗条的身材，其实只要保证脏腑功能正常，气血顺畅了，身材也就苗条了。

按摩是调理脏腑、促进气血的最好方法之一。肥胖者的脾胃都有问题，有一部分人是因为食用太多油腻的食物，脾胃负担过重而不能运化，或者是脾胃本身就非常虚弱、运化无力而导致身体虚胖。对于这类情况的肥胖，按摩是最佳的选择。

胃经在人体的分布非常广，在人体的面部、胸腹部以及腿部外侧靠前的部位都有分布。每天早上7～9点，是胃经最活跃的时刻，这个时候沿着腿部外侧靠前的位置一路敲打下去，就会有很好的减肥功效。

肥胖者若是出现腹胀、便溏的症状，就有可能是脾经不畅引起的，除了敲打胃经外，还最好敲打一下脾经。用手握拳，沿着腿内侧中间位置进行敲打，能够促进脾的消化和吸收功能，人才能肤色红润，身体越来越苗条。

从14～21岁，在这个时期小女孩承载了很多的愿望，需要付出很多努力和心血。女性朋友如果能学习一些养生知识，对一朵正含苞欲放的花朵来说，是非常实用的。

第六章

十月怀胎一朝分娩，
多少气血在流失

气血一旦溃散，便会胎动不安

用来益气的食品，首先推荐的是山药和红枣，此外菠菜、胡萝卜、芝麻、银耳等也都是益气的食品。妇女在怀孕之后，必需营养均衡，多吃一些益气食物，补气安胎，这样才可以为母子平安做好保障。

怀孕对女人来说是一件十分重大的事情，无论是起居饮食，还是身体情况都要非常小心。我的侄女在生孩子之前，一直在广告公司做策划工作，每天都要很多材料、文案，和电脑打交道的时间自然也不会少，而运动的时间却少得可怜。可以说，她每天除了上班、下班，就是睡觉。

等她怀上孩子以后，大概过了五十多天就发现有点见红，于是去医院做了检查。医生给她开了一些保胎药，并且嘱咐她一定要向单位请假，在床上躺着静养。

回到家后，她一直躺在床上，饭来张口，衣来伸手，全程都是由她老公在伺候着。可是不巧的是，她才刚刚休养了几天，老公家里就出了点事情，必须要赶回老家一趟，她就只好打电话向我求援。

在得知了她的情况之后，我二话没说就住进了她家，并当起了"临时保姆"。孕妇怀孕，气血最虚，因此保养的第一要务就是给她补气血。不过，就区区这一个"补"字，里面的学问也大着呢，并不是所有的山珍海味都适合孕妇。因为在孕期气血本来就很虚，而恶心、呕吐等症状也会导致她的脾胃不和，这很容易导致伤血。血属阴，阴阳之间，阴虚则阳亢火旺，所以在补的同时还应该要注意滋阴、养血。

用来益气的食品，首要推荐的是山药和红枣。山药，性平，补而不滞，不热不燥，能补脾气而益胃阴。红枣对女人的益处那就更多了，前面已经做了介绍。另外，还有很多益气食物，比如菠菜、胡萝卜、芝麻、银耳、豆制品、虾、鸡蛋、瘦肉、海制品这些都很不错。

早上，我给她用糯米熬山药粥，然后再放入少许中药，续断 25 克、杜仲 25 克、菟丝子 25 克（用布包好）、桑寄生 25 克，以水煮去渣取汁，后下糯米及捣碎的山药共煮为粥，这个粥比较适合准妈妈在空腹的时候吃。如果孕妇有耳鸣、腰膝酸软、食欲差、大便稀软、夜尿次数频繁、孕后黑眼圈加重等症状，食疗上主要以健脾补肾为主，这款糯米山药粥可以说是最适宜的。对于很多准备怀孕的女性朋友来说都可以吃这款粥。

吃了两三天后，我又给侄女换了另外一种口味的益气补血粥——参薯粥。这个粥的做法是将生黄耆 30 克、党参 10 克、黄精 15 克，先水煎煮去渣取汁，后下糯米煮粥。如果孕妇脸色苍白或偏黄或者有头晕、动则心悸等症状，那么食疗就要以益气养血兼健脾为主，和上面一样，这款粥在孕前食用也相当合适。

当然吃得最多的还要算莲子阿胶粥。原料有莲子 30 克，阿胶 10 克，糯米 100 克，首先将莲子放入碗中，用沸水浸泡片刻，去莲心后待用，同时将阿胶砸碎，研成细末（或者去药店让药房的人用工具研成粉末），放入莲子肉碗中，拌匀，隔水蒸熟，待用。然后把糯米加水煮沸，调入蒸熟的莲子阿胶，拌匀，按常法制成糯米粥即可。这一款粥既可以当早餐吃，也可以当下午茶吃，它的主要功效是益气健脾，止血安胎，适用于气血两虚型先兆流产。

阿胶性平，入肺、肝、肾经，有滋阴补血，安胎的功效，可用来治血虚，虚劳咳嗽，吐血，衄血、便血，妇女月经不调，崩中，胎漏等症。

历史上利用阿胶来补血安胎最有名的病例要数慈禧太后了。当年咸丰皇帝与她春风一度之后，虽然有喜，但却胎漏出血，时作时止，随时都有流产的危险。后来有个人叫陈宗妫，粗略懂些医术，他上书建议服用东阿阿胶，结果真的药到病除，血止痊愈，后来产下了同治皇帝。

中医有句劝世格言中说得真好，"男子以补气为先，女子以养血为本"。在《本草纲目》中也记载到，阿胶可治疗"女子下血，安胎……女子血痛，血枯，经水不调，无子，崩中带下，胎前产后诸疾"。

莲子有厚肠胃，补精止，治白带的功效。中医认为莲子可以使人收敛强壮，补中安心止泻。而这个道理也得到了西医的认同，他们在化验后发现，莲子含有莲子碱，有平静性欲的能力，与中医的补中安心，有着异曲同工之妙。至于"厚肠胃"，说的则是莲子有收敛作用，可以补脾胃之虚弱。在《红楼梦》中，宝玉卧病在床，王夫人殷勤问道："你想什么吃？"宝玉笑答："那一回做的小莲蓬儿的羹很好。"宝玉口中所说的小莲蓬儿，就是莲子。

莲子阿胶粥出自宋代的《圣济总录》中。《圣济总录》在现如今相当于家庭保健手册，流传甚广。在我国，湖广一带的人家都爱用阿胶莲子粥进补孕妇，原因就是阿胶莲子粥能健脾安胎，益气养神。

就这么天天变换花样，过了十几天后，侄女的老公从老家回来了，发现老婆的气色大有改观，相当开心，连忙问我到底用的是什么秘方？

我说，这其实也算不上什么秘方，只不过是将我平日里所研究的，加以灵活运用罢了。在临走的时候，我还给他写了一份有补气、养血、安胎功效的菜谱——党参寄生鸡汤。把半只鸡洗净，切块，然后和党参、桑寄生、红枣一起放入砂锅内，加清水适量，武火煮沸后，改用文火煲 3 小时，就可以吃了。这款药膳比较适合孕中期吃。不过，在吃之前，还要根据自己的情况请教一下医生，听从医嘱而选择。

除了这些益气食物外，平时孕妇也应该注意要营养均衡，别挑食。你要记住的是，你现在吃的食物供应的不仅是你一个人，还有你肚子里的宝宝。只有在营养全面的前提下，你才能生出一个健康的宝宝。

不出所料，去年腊月，侄女很顺利地生下一个七斤二两的宝宝，全家人都非常高兴。

奶水是否充足，乃由气血决定

《胎产心法》云："产妇冲任血旺、脾胃气旺则乳足"。薛立斋云："血者，水谷之清气也，和调五脏，洒陈六腑，在男子则化为精；在妇人上为乳汁，下为血海"，这说明产妇的乳汁是否充足和其脾胃血气强健有十分密切的关系。

在侄女生孩子那会儿，我也经常去医院"探班"，协助她尽快恢复体力，好给孩子喂奶。

在同一个的病房里还有一位年轻妈妈也是刚刚生完孩子，比我侄女还要早上两天。大概人家的家境不错，有一位穿金戴银的中年妇女看样子像新妈妈的母亲，她请了一个保姆伺候她，而自己就在边上指挥。她的女儿是剖宫产，一边需要恢复体力下床，一边还要照顾自己的孩子，有时候一个姿势不对，孩子就吃不到奶了，有时候自己拼命转过身子，可是自己的刀口又疼得特别厉害。中年妇女看见女儿这样，就坚决不让女儿喂奶了，她财大气粗地说，如今的奶粉营养配比都非常科学，吃奶粉也是一样的。

的确，超市的货架上奶粉可谓是琳琅满目，不过再好的奶粉还是比不过妈妈的乳汁。产妇在头几天所产生的奶水叫作初乳，初乳里所含的蛋白质含量远远比常乳高，尤其是乳清蛋白质含量高。初乳内含有的蛋白质比正常乳汁多 5 倍，更关键的是其中含有比常乳更丰富的免疫球蛋白、乳铁蛋白、生长因子、巨噬细胞、中性粒细胞和淋巴细胞。这些物质都具有防止感染和增强免疫的功能，如此高质量的奶水，就是花再多的钱也是买不到的。

造成产后乳汁很少或者完全没有乳汁的原因有多方面。在我们小区有一个妈妈生完孩子刚过一个月，就开始上班了。每天早上，她匆匆给孩子喂一顿奶后，就急着上班去了。等到下午下班回家后，她才可以给孩子喂上奶。白天，在单位里，因为没有条件挤奶，大概过了两个多月后，她的奶水就开始自动回缩了。她的女儿再也吃不到妈妈的奶，也就只能长期吃奶粉了。也就是从这开始两个多月后，孩子的体质开始逐渐变差，隔三岔五就会感冒。

当然，这只不过是客观原因导致的产后少乳。如果妈妈长期和孩子待在一起，哺乳的次数也足够多，但是妈妈的奶水还是很少，那就要考虑其他原因了。一般情况下，乳汁过少也许是由乳腺发育较差，产后出血过多或者情绪欠佳等因素引起的，感染、腹泻、便溏等也能使乳汁缺少，或因乳汁不能畅流所致。

在中医看来，乳汁来源于脏腑、血气、冲任。乳汁由气血化生，赖肝气疏泄与调节，因此缺乳大多是因为气血虚弱、肝郁气滞所致，也有的是因为痰气壅滞导致乳汁不行。产后缺乳，大体可以分为虚和实两种情况。虚者多为因气血虚弱而导致自然泌乳少或者无法泌乳，一般以乳房柔软而无胀痛作为辨证的要点。实者则是因为肝气郁结，肝主藏血，对血液的分布和疏泄起到主导的作用，肝郁气滞自然会使乳汁分泌出现异常或者致使乳汁运行受阻。所以，补助气血和疏肝理气是治疗产后缺乳的两个办法。

俗话说"养生食为先"，通过食物来补益气血是相当重要的，而且也是比较安全、高效的。对于气血虚弱型缺乳者，建议多进食些补气补血、通乳的食物，例如乌鸡汤、海带汤、鲫鱼汤、排骨汤，肉汤和菜汤，也能够促进乳汁分泌。而对于肝郁气滞型缺乳的，则适宜多吃一些疏肝理气的食物，比如金针菜、苋菜、茭白、莴苣、豆腐、萝卜叶等，这些菜都具有催乳的作用。

对于气血虚弱型的产妇，我向大家推荐一个中药方剂，叫作玉露饮。组方：人参 3 克，茯苓 10 克，甘草 3 克，芍药 6 克，川芎 3 克，当归 6 克，枳壳 6 克，桔梗 4～5 克，用水煎服，每日 1 剂，日服 2 次。这个方药主要作用是补气活血，通络下乳。

在食谱方面，我推荐一款乌鱼通草汤给大家。乌鱼一条，杀后去鳞、内脏，洗净，通草 3 克，加葱、盐、黄酒、水适量，共炖熟即可。这道汤的主要功效是清热利湿，疏通乳腺，从而促进乳汁分泌，而且乌鱼富含优质蛋白质，具有促进伤口愈合的作用。这对剖宫产的产妇尤其适合。如果乌鱼吃腻后，也可以改用猪蹄。猪蹄富含蛋白质、脂肪，活血、补血作用较强，至于通草则有利水、通乳汁的功能，两者合用，就可以达到通乳，活血，强身的目的。

此外，我还向大家推荐一套疏肝理气的经络按摩方。找到膻中穴、乳根穴、中府穴、合谷穴、少泽穴、足三里穴、肺俞穴、肝俞穴、胃俞穴、肾俞穴等穴位。以乳房周围推拿按摩为主，颈、肩、背、腰为辅，并配合四肢远端取穴。不过剖宫产不适宜推拿按摩，所以腹部穴位应该用其他穴位代替，每次推拿按摩约四五十分钟，其中在乳腺周围推拿按摩20～25分钟，手法一定要轻柔和缓，在乳房周围的乳核处可少许加些力揉散用来疏通乳络。有很多产妇在产房里由于缺乳，会请专门的催乳师来催乳，其实她们的手法和步骤也和我上述所说的经络按摩法差不多。

总而言之，产后缺乳在于"三分治疗，七分调理"，正确、合理地注意生活、饮食以及精神等方面的调理对缺乳的防治特别重要。另外，还要让孩子多吸吮，多刺激乳房，这样乳汁也会分泌得很快。

这里还有一个秘诀，在怀孕中期，大约从第五个月开始，每天用橄榄油按摩乳房，生完孩子后，不用请催乳师，乳汁自然也会分泌得很旺盛。

孕期贫血乳汁少，吃对食物很重要

现代的女性已经意识到了母乳对婴儿有多么的重要，然而有许多女性朋友却出现缺乳、少乳的现象，这着实令人惆怅。

从中医的角度来看，乳汁是通过气的运行，由血化生而成的，因此，乳汁的多少和气血之间有着非常紧密的关系。一般情况下，产后出现缺乳、少乳都与气血虚弱、肝郁气滞有关，气血虚弱就是说脾胃虚弱，生化之源不够充足，抑或是忧郁分娩时失血过多，气随血耗，从而使得气虚血少，引发缺乳；肝郁气滞也就是产后情志抑郁、肝失调达，气机不畅，导致经脉涩滞，阻碍乳汁运行，引发缺乳。

对于年龄较大的女性来说，如果希望产后拥有量大而且质量好的母乳的话，可以采用补益气血、增加营养的方法。例如，多喝一些鲫鱼汤可以帮助下奶，鲫鱼入脾经，有补脾之功，气血能够顺利生化，上行化成乳汁，具有催乳之功。也可以直接吃一些炖烂了的猪蹄，并且同时用其汤汁送服通乳丹。而对于气血虚弱较轻的女性，可单用通草10克，和猪蹄同炖，而后吃猪蹄，喝汤；也可炖烂一对猪蹄，然后放入适量的豆腐、葱白、米酒一同熬煮。

以上的几个食疗方都有补养气血、催乳下乳的功效，相当适合大龄女性在产后食用。

如果想要提高乳汁质量，也可以试试此方：取当归5克、黄芪3克，通草5克，每天用上述中药熬成一碗药汁，放到一旁，每次在孕妇的饭食上面加上一勺，这样一来，药的气味就相当淡了，同时还能够达到补气血、通乳的功效，而且三味药的用量都很小，身体虚弱的女性可用来慢慢调补，也避免了上火。

除了膳食营养之外，也可以把红枣清洗干净，然后放到铁锅里面炒至发黑，之后放到瓶子里面备用，以后每天取炒好的红枣4~6颗、桂圆4~6颗，如果同时还伴随着便秘，也可加用枸杞子6~10粒一同泡饮。红枣经铁锅炒黑后具有暖胃、祛胃寒之功，而且经过炒制的红枣比原来更加容易泡开，营养成分更得到了充分的利用，坚持每天喝此茶就能够补气血、调脾胃、治失眠、止虚汗。

只有充分了解了自己属于哪种类型缺乳后，进行分型调养，才能够达到最佳的催乳效果。

产后气血俱虚，一定要调养好自己

坐月子就像刚刚上战场打仗的部队一样，一边要休息整顿，修复创伤，一边还要严阵以待，迎接新的任务（哺乳孩子），这个时候如果有敌人入侵（寒凉之物），就等于雪上加霜。因此，坐月子要食用温补性的食物。

几年前，我坐火车去外地出差，买的是卧铺票，计划上车就睡一觉。上车后，对面坐了一个 30 来岁的女人，抱着一个一岁左右的孩子，上铺是孩子的爸爸。

大概是这孩子第一次出远门，不太适应晃荡着的火车，一直哭闹不停。妈妈怎么哄都哄不好，给他喂奶粉也不吃，给他玩具也不要。后来，妈妈大概是被孩子闹得很心烦，就对上铺的爸爸大声喊道："你也下来抱抱孩子，我一个人也抱不动。"

上铺的爸爸说，"你都哄不住，我是更没希望了。"

孩子的妈妈听这话很生气，声音又升了一个音调，"你都没试过，怎么知道哄不住？我的手都快抱断了。"

上铺的爸爸声音也大了一些，"你的手就算真的断了，我也帮不上忙。这孩子就认你。"

孩子的妈妈一听这话，气得肺都要炸了，"你真是没良心，我的手怎么变成这样的，你又不是不知道？月子还没做完，我就得抱孩子，洗洗涮涮。你妈妈也不来帮我，你这个当老公的也不知道心疼我，除了上班就是睡觉，抱个孩子都不会，想想我都生气。"说完，她就"呜呜呜"地哭起来了。

女人一生之中，有三个攸关一辈子健康的关键时期，分别是"青春期""产后月子期""更年期"，其中又以产后月子期最为关键。因为产后妇女气血俱虚，此时调理得好可以祛除一些顽疾瘤疾，为今后的身体打下一个扎实的健康基础。如果调理不当，不仅会长期与腰酸背痛、腿部不适、月经不调、情志异常、面部色斑、体型肥胖等相伴，更严重的是诱发乳腺增生、子宫肌瘤，甚至肿瘤等恶性病变，威胁到今后的健康。

身为女人，我特别关注这方面的事情。经常会有很多年轻的妈妈向我诉苦，要么就是孩子抱得太多，导致自己的手、肩膀特别疼；要么是喂奶姿势不当，导致腰疼；要么是产后起床姿势不对，经常是老公拉着双手起床，导致手臂酸痛；要么是吹了太多电风扇，落下头痛的毛病。

生孩子，过去叫"过生死关"。分娩过程中，产妇的筋骨腠理大开，同时伴随着疼痛、创伤、失血，使体能快速下降，稍有不慎，风寒侵入体内，就会导致月子病。女性的月经周期是 28 天，是女人气血运行的一个周期，产后的调养至少需要 28 天左右的时间，所以老百姓把产后期间的调养形象地称之为"坐月子"。

得了月子病，怎么办呢？过去的老人总说，月子病月子治。没办法，得再生一个，好好再坐一个月子就会调过来了。如今的家庭大多是独生子女，这种机会相对较少，所以我们一定要以预防为主，把月子坐好。

坐月子最忌讳寒凉之物。温补食物而可以把身体内的阳气升发起来，同时清理体内垃圾。如果寒凉的东西侵入人体，寒凝气滞，这些垃圾就出不来，瘀在卵巢和子宫里形成血块，日积月累会导致很严重的妇科病。

无论是顺产还是剖宫产，产妇都会失血阴亏，身体虚弱。老一辈的人都知道，生完小孩后，先不让产妇去吃补品，而是熬一点小米粥，里面加一点红糖，喝它就可以了。小米健脾养胃，补充后天生化机能；红糖色赤入心养肝，能迅速补充身体气血。这是从古至今我们的先人一直沿用的产后补法，是一种大智慧。

很多女人生完孩子后，发现自己太胖，就拼命地缩食减肥。这个方法万万不可行。一支刚上完战场的部队，回来后补给不及时，反而削减开支，那么你还能期待这支部队有多少精力应对接下来的战争呢？

胖，可以说是身体中的水分太多了，想要将身体中多余的水分、毒素以及恶露排出来，那么就应该在产后第一个星期喝生化汤，吃麻油炒猪肝，渴了就要喝一些煮开的米酒，不能喝太多的水，也不能吃太多的盐，吃的食物中更不可以放酱油和醋。就这样过一个星期，身体中多余的水分差不多就可以排出来了。如果是剖宫产，在生完孩子第二周继续喝生化汤，如果孩子是顺产的话，那么可以吃炒腰子。为什么一定要让新妈妈吃炒腰子，古语说"吃什么补什么"，多吃一些炒腰子对新妈妈的腰身很有帮助。很多女人在生产完以后总是说自己腰疼，如果她们在这个时候碰到我，我就会问她们："你在坐月子的时候吃炒腰子了吗？"

生化汤究竟是什么呢？生化汤，也可以称为"产后第一汤"，是清代著名医家傅山在他的著作《傅青主女科》提到的。妇女生产完以后多虚多瘀，生化汤中的当归就有补血活血的作用，川芎活血行气，而桃仁可以活血祛瘀，炮姜可以起到温经止血的作用，甘草能够有效地补脾益气，缓和药性。这么多的药物一起使用，就可以有效地治疗产后血虚、寒邪乘虚而入、寒凝血瘀等疾病，若是女性的胞宫至恶露不行，小腹冷痛，就可以用这个方子进行调理。这个方子主要是温经散寒、养血化瘀，产生新血、让身体中瘀血化开，生生化化，瘀血去新血生，因此被叫作生化汤。

生化汤中有 40 克当归，30 克川芎，3 克桃仁，3 克蜜甘草，3 克炮姜组成，用水煎了以后服用，喝完可以恢复女性的体力、排出身体中的恶露。现在药店里都有打包好的生化汤，价格也不是很贵，七八块钱一包，并且治疗的效果非常好。因此我建议女人在准备生孩子的时候都要买几包生化汤，生完孩子就可以派上大用场了。

两周过后，身体中多余的水分排干净了，那么就可以喝点鸡汤。在过去，不管是农村、城市，生完小孩以后都会给新妈妈炖点鸡汤补补身子，这样可以补充生孩子时的体液流失。因为鸡汤酸性入肝，肝藏血，肝又是女子的先天之本，女人补身子首先要补的就是肝脏。熬鸡汤时，还可以适当放一些黄芪、党参、桂圆等具有温补功效的药物，这样效果会更好。

产妇在坐月子期间和整个哺乳期，不能吃辛辣的食物，比如辣椒、大蒜、韭菜等。这些食物都会让新妈妈上火、口舌生疮、大便秘结或者是痔疮发作，并且母体内热在给孩子哺乳的时候也会通过乳汁让孩子内热，从而加重体重。

在生活习惯上，过去，只要有人家生孩子了，老辈们都告诫年轻人，千万不可以在月子里洗头发，更不可以洗澡，这是为了防止产妇着凉。其实事实并不是这样的。过去的生活条件不是很好，坐月子的时候当然也要讲究一下，要小心。现在的居住条件与过去相比已经有了非常大的改善，屋子的密封程度也非常好。既然有热水，同时也有很好的密封条件，那么就应该洗洗澡，洗完澡以后可以把头发吹干，该刷牙的时候刷牙，该洗脚的时候洗脚，这样才更卫生。

试想一下，一个正常的女人在一个月之内不洗澡、不洗头，那将会是怎样的一个形象，更何况还是一个每天都会出虚汗，怀里还抱着等待吃奶的孩子的产妇。但是避风避寒还是必要的，尤其是夏天，千万不可以吹空调，避开了风寒对产妇的侵入，子宫肌瘤和卵巢囊肿这两种病症就不会出现了。

总之，坐月子——这个决定女人下半辈子是否健康的关键时期，一定要注意保护好自己。我经常跟人说，会坐月子的女人，下半辈子才会更加幸福。

产后疼痛，就用加味当归羊肉汤

马女士今年三十岁了，在三个月之前生下了一个非常健康的宝宝。为了让宝宝顺利出生，生产的时候没少遭罪，特别是失血过多，导致产后非常虚弱，稍微运动一下就会大汗淋漓。

产后一个月，她因为着凉得了重感冒，全身关节酸痛，她认为这些是感冒症状，奇怪的是，常规的感冒一周左右就会康复了，她的这种"感冒"症状却总也不消退，令她非常苦恼。于是，马女士到医院就诊，医生开始怀疑她得了类风湿关节炎，经过抽血化验，结果并非是类风湿性疾病，这让医生感觉很是奇怪，只好先帮她开了一些止痛药，暂缓症状。

服用了止痛药以后，症状有所减缓，但一停药，疼痛又卷土重来，这让马女士非常苦恼。经朋友介绍，到我这里就诊，希望我能找到解决的办法。

我第一次见到她的时候，就感觉她精神不振，说话一点力气也没有，面色发黄，皮肤没有光泽。在进行号脉，细弱无力。我听马女士讲述自己的病情，再参照她的检查结果，心里大概有数了。马女士患的是一种在中医被称之为"产后身痛"的病，也被俗称为产后风湿，甚至有人将其称为产后中风、产后痹。

唐代的孕产著作《经效产宝》中提到"产后中风，身体疼痛"。这个疾病从中医的角度比较容易解释，中医认为，生产之后人体气血双亏，风寒乘虚而入，阻碍经络的运行，导致筋脉关节失养，从而导致了全身关节及肌肉的酸痛。但若是从现代医学的角度来看，却非常难以治疗。部分患者在化验之后，容易确诊为类风湿关节炎、多发性肌炎。但是在大多数情况下，检查不能察觉异常变化，难以确诊。因此，只有从中医的角度进行治疗，这样才比较可靠。我建议马女士，可以通过一道"加味当归羊肉汤"应付产后身痛。

这个方子的主要做法为：取黄芪少许、鲜羊肉一斤、当归少许、白芍药若干、桂枝若干、大枣二两。先将羊肉切成细片，与大枣一同下锅，加水 3000 毫升，待水开后再放入生姜，用纱布将其他药物包裹在纱布中，一同下锅，文火蒸煮一个小时，再将日常调料放入即可食用，一日一次，连续服用十天。

产后身痛就是产后外邪乘虚而入导致痹阻脉络，治疗的主要办法就是益气补血、温经散寒、止痛通络为主，这个方子完全符合这个要求。千万不要小看这个方子，它综合了"当归生姜羊肉汤"与"黄芪桂枝五物汤"中的精华。其中的黄芪、羊肉、大枣都是滋补的最佳选择，当归、桂枝则是温通血脉、补血活血的良药，再配合白芍药的调和成分，所以这个方子非常适合女性产后调节。

马女士思考了一下，提出一个问题，原来她担心吃羊肉容易上火，而且自己不习惯每天吃羊肉。于是我又想到了另外一个方子，取整鸡一只，洗净除去内脏，把上面所提到的所有药物用纱布包好，放入鸡腹里，然后锅中加水煮沸，改文火煮 65 分钟，喝汤吃肉就可以了。

这个做法主要是用鸡肉代替羊肉，效果并无太大差别，但是从口感而言，鸡肉更加鲜美，更容易被人所接受。实际操作时，可以交替使用两种办法，这样也没有必要担心吃这一样东西会腻。

马女士连连点头，回去按照这个方法饮食。一周之后过来复诊，她告诉我身上的疼痛已经减轻了很多。我让她继续服用，又这样过了一周，她全身关节疼痛的症状已经完全消失了，整个人也有精神了，可以说是容光焕发，浑身也有劲了，不像以前那样一动就是一身汗了。

四物汤，呵护产后女人的良方

四物汤最早见于宋朝医典《太平惠民和剂局方》，被中医界称为"妇科养血第一方"，具有补血、活血、行血三重功效。

几年前，在一次同学聚会上，意外见到了我的高中密友，更意外的是她这个柔弱女子竟然在北京开了一家国际展览公司。这个身份，和当年那个芊芊细语的她完全对不上号。聚会上，我们各自留了电话号码，方便以后联系。

今年刚过完年没多久，突然就接到她的电话，电话中她急急忙忙地说，她的闺女刚生完孩子出院一个星期，感觉身体很虚弱，四肢无力。上次聚会知道我是研究这方面的医生，就想问问我能不能给她女儿吃些人参、鹿茸补补身子。

我听她这么说，吓了一大跳，爱女心切当然可以理解，但也要讲究方法。女人生完孩子后，流失了大量的血液，并且因为用力生产造成体内气机疏泄过度，致使体内气血两亏。这不仅导致了产妇身体虚弱、四肢无力，同时，体内的营气和卫气也都脱离了各自的劳动岗位，于是身体的抵抗力就下降了。一旦有个风吹水冷之类的情况，就很容易得病。这时候，很多人都觉得应该大补，但是却忘记了，这时既然人体气血两虚，那么脾胃也是最虚弱的时候，吸收能力也自然最差，俗话说"虚不受补"，说的就是这个意思。

如果这个时候急匆匆地吃大量的补品，往往会加重脾胃负担，适得其反。刚生完孩子的产妇，体内的毒素还没有清理干净，如果急于进补，可能会将毒素淤积在体内，给身体造成隐患。

朋友听我这么说，着急地问："那该怎么办？我那时候刚生完我女儿的时候，没人帮忙带孩子，自己早早就下地干活，结果到现在腰还很疼，我可不希望我女儿像我这样。"

我告诉她，刚生完孩子的产妇，在补之前，一定要把体内的毒素清理干净，可用 10 ~ 15 克的山楂煎水，再加些红糖服用。山楂可以活血散瘀，红糖可以益气补血、缓中止痛、活血化瘀。几天后，如果产妇的伤口没有感染、感冒以及余火未尽，像口干、嘴破等热象，就可以进入中药的"补身"阶段。

于是，我给她推荐四物汤。四物汤的成分主要为当归、川芎、熟地黄、白芍四味药材，各 15 克，用水煎服。早晚空腹服用。这味汤里的白芍可柔肝养血，熟地黄可滋阴补血，川芎能行气开郁、活血止痛，当归则可调经止痛。这四味药不仅可以滋补气血，对于头晕目眩、月经不调或闭经等女性疾病也有很好的治疗效果。

很多产妇生完孩子后，由于缺乏思想准备，面对一个嗷嗷待哺的新生命，自己又缺乏经验，再加上自己力不从心，心情就会变得很忧郁，进而演变成"产妇综合征"。这时，喝上几剂四物汤，心情郁闷的情况便会自然而然地化解开来。四物汤里的川芎能行气开郁、活血止痛，气血郁结的情况没有了，补血就很容易了。

更令人神奇的是，这四味中药经过加加减减，衍生出一系列"子方""孙方"。据不完全统计，四物汤的系列方多达800多个，真可谓是"子孙满堂"，是名副其实的方剂中的"祖师爷"。四味中药的比例不同，可以发挥不同的功效。如重用熟地、当归，轻用川芎，则是一个补血良方；轻用当归、川芎或完全不用时，可以帮助孕妇安胎；重用当归、川芎，轻用白芍则能治疗月经量少、血瘀型闭经等。如果再加入桃仁和红花两味中药，就变成了养血活血的"桃花四物汤"，不但能调血补血，对改善面色苍白、肌肤粗糙也有很好的效果。

过了几天，朋友又打电话给我，说她闺女这两天的气色好多了，四肢也有劲了，但就是我给她推荐的汤药太难喝，能不能加点其他东西进去，比如老母鸡之类的，一起炖着吃，效果会不会也一样呢？

用老母鸡炖四物汤，当然可以，鸡汤里既有淡淡的中药味，还有清香的鸡肉味，入口也就不那么难吃了。由此，我特别感叹，这真是应了那句"有妈的孩子像块宝"，虽然女儿都已经生了孩子，但是在妈妈的眼里，这个当了妈妈的女子永远都是自己的孩子。血浓于水的亲情永远都割舍不了。

回过头来仔细地想一想，每一个女人从来月经的那一天开始，就一直需要面临着血液亏损、阴精耗减等问题，在生育的时候更是如此。俗话说得好"一个孩子三桶血"，孩子在母亲身体中的时候，完全是依靠妈妈的血气在成长，整个孕期就是一个耗阴失血的过程。健康的生命不能够离开血液的运转循环。肝脏得到了血液的营养，眼睛才可以看清东西（肝开窍于目）；足可以得到血液的营养，这才能正常的走路；手掌得到了血液的营养，才可以握物；手指得到了血液营养，才能抓住物体……人体从脏腑到肢体，每一个组织都离不开血液的营养，血液是维持人体基本活动最重要的营养物质。

我身边有很多女性朋友，脸色一旦黯淡下来的时候，就买各种各样的化妆品，想让脸色变得更加靓丽，若是实在遮挡不住，就开始依靠各种粉底来遮瑕。殊不知，脸上的任何问题都出自于身体中器官的变化。如果你想让自己的脸色像桃花一样红润，那么就一定要知道面部变得红润的方法，而不是拼命地往脸上贴假面的花片。

因此，不光是在月子里面，女人想要让自己的气色变好，最好是在年轻的时候养成喝四物汤的习惯。不过要在月经完全干净了以后才能喝，这是因为在月经期间不适合进补，也不能够服用任何的一种药物，经期过去以后，不用多服，每次连着服用 4～6 天即可，不仅可以减轻痛经、腹胀等症状，还可防止肌肤衰老，这样就可以由内而外的养出好气色。

读到这里，很多人都会有所疑惑，前文说喝生化汤，现在又说在月子里面喝四物汤，到底应该喝什么呢？这个问题问得非常好，在这里我要声明一下，生化汤的作用主要是排出身体中多余的毒素、恶露和水分，在产后两周喝，才会有效果。四物汤主要有活血、行血和补血的作用，喝完生化汤后，再喝四物汤，那么补血的效果就会更好了。

更加重要的是，不管你是 20 岁，还是 30 岁，甚至是 40 岁、50 岁，都可以喝四物汤。

小产后出血，柿叶帮你止麻烦

有的事情人们是不希望提起的，但是又不得不说，堕胎已经成为一种社会现状。在医院妇科工作的医务人员，总结说最近十年间堕胎的妇女人数在逐年增加。其中很大部分的女性都很年轻，有的年纪才十四五岁，就已经不是第一遭做人流手术了。可见，青少年的堕胎情况应该引起社会的重视，我们不得不去思考这个问题。我并非叹息社会的不良现象，而是要讲讲小产之后流血应该如何处理。

一般而言，妊娠3个月内，在胎儿还未完全成形的时候，采取医学措施将"血团"打掉，叫堕胎。若是女性已经怀孕3个月，胎儿已经成形，再采用人流的方法，或者因为别的原因，自然流产了，我们将这样的情况称之为"小产"。

有一天，打扫卫生的阿姨找到我，她有一个很难启齿的问题向我咨询。原来，她的女儿在上大学期间，交了个男朋友。年轻人没有轻重，居然怀了孕。但是两个人完全不知情，直到怀孕3个月以后。她才知道自己为什么不舒服，没办法，两个人找了一家小门诊做了人工流产。小产后，女孩下身一直出现流血的现象，整天没精打采，头昏眼花，面色苍白，身体非常虚弱。在一些门诊开了一些药，却没有什么效果。于是阿姨问我是否有什么方法解决这个问题。

我们都是熟人，我自然要伸出援手。于是我就将一个非常简单的方法告诉她：选择一些自然脱落的柿叶，洗净晒干，捣成粉末，每次取5克服下（不可多服），一日三次，一周为一个疗程。

药物流产后阴道之中会长时间流血，从中医角度看，为瘀血残留，没有完全清除干净。而从现代医学研究证明，一般出现出血的原因有两种。一是子宫收缩乏力导致绒毛等组织残留，长时间无法排出。二是由于细菌感染。柿叶性寒味苦，无毒，古代典籍中记载其有止血凉血、活血化瘀的功效。而根据现代医学研究证明，柿叶有助于提高子宫肌肉的兴奋性，加强子宫平滑肌和子宫血管收缩，从而提高血液的凝固机能。此外，柿叶还能够起到一定的抗菌、抗感染功效。因此，用柿叶治疗小产后子宫出血最适合不过了。

阿姨回去以后，马上打电话将这个方子告诉了女儿。差不多过了一周的时间，她告诉我，她女儿按照这个方法用药，身体状况基本恢复正常了。

其实关于这样止血的方子，我这里还有一个不错的方法：马齿苋30克、益母草30克，两碗水煎成一碗水，一日一次，一周为一个疗程。其中，这里的马齿苋可以清热利湿。经过研究表明，它还有抗菌、抗病毒的作用，正好能够与流产后出血病机"感染"因素相对应。益母草的主要作用是调经活血，祛瘀止痛，可以帮助子宫收缩，并加强血液凝固。两种药物相互结合，自然效果更加明显。

顺便需要提到的是，对于这一类的小产患者，在医院进行手术以后，最好再等一个小时，看看出血的情况。如果一个小时中阴道内流出了很多的血，就表示有问题，需要医生进行进一步处理才能离开。有的年轻人身体好，流产之后不注意身体调养，马上进行手头的工作，不注意营养调理，非常不利于子宫内部的修复，应当尽量避免。还有一些女性（对于自己的健康非常不负责任），阴道内流血还没有停止，就与另一半发生关系，以为流血是件小事，一点都不顾忌，其实她并不知道她这样做会对身体造成多大的影响。

第七章

如果气血好了，妇科病自然也就少了

气血补养好，妇科病不来找

肝脏为人体之中新陈代谢的重要场所，如同人体中巨大的化工厂、营养库，能够制造、贮存人体中所需物质，是参与激素代谢的重要器官。

我有一个朋友，三十多岁，突然月经不规律，不但月经时间延长，月经周期缩短，经血量也显著增多，还会随着痛经的加重而加重，这使得她经常觉得虚弱乏力。据她说，她还常常在经期流鼻血、牙龈出血、口臭。我让她到医院做个检查，结果为急性乙型肝炎，使得肝功能受损，进而导致月经异常。那么肝病怎么会导致月经异常呢？

肝脏能够制造、贮存人体中的各种物质，是参与激素代谢的重要器官。人体分泌出的激素种类非常多，通常情况下，血液里面的各种激素都保持着一定含量，通过肝经处理后灭活。

女性的月经来潮是否有规律和人体中激素的分泌有关。女性患上肝炎后，肝功能就会受损，所以，雌激素在肝脏中被灭活的机能就会下降，体内雌激素含量增多，卵巢功能发生紊乱，性生理发生一系列变化，如月经不调等症。肝炎引发的月经不调的另外一种表现为月经错后或阶段性闭经。女性患上病毒性肝炎之后，会导致月经不调、营养不良、贫血、出血等症。

从中医角度上说，肝藏血，主疏泄，肝经和任冲二脉相连。肝功能失调会使任冲二脉受损，肝气不和，肝郁气滞，从而导致经期紊乱。若伴随着阴血不足、血海空虚、脉道受阻、血行不畅，则会出现经血量少，经期后延或闭经。若是肝阳上亢、湿热内蕴、热盛易迫血上行，月经周期就会提前，出现经量过多或流鼻血等症。

肝脏病变使得月经异常，这是一种可逆性的病症，若肝脏病变能够获得积极治疗与控制，月经就能够恢复到正常状态。所以，患者不用太过忧虑，更不要盲目投医、用药，以免增加肝脏负担，恶化病情。

肝藏血，除了会供给周身营养，还会将血通过冲任二脉注入胞宫胞络成为月经，月经主要由血构成，血为脏腑化生而成，依赖气的推动运行。气行则血行，气滞则气虚，血滞不行。产生月经的机理中，血为月经之物质基础，气为运行血液之动力，气血调和，那么月经则处于正常状态。肝是五脏之一，主疏泄、藏血，肝内寓相火；体阴用阳；其性刚烈；主升主动。肝属风木之脏，风善行数变，是百病之长。肝之疏泄、肾之封藏功能，一藏一泄，调节着月经的规律排泄、封藏，维持着月经正常周期、排血量。

肝脏之疏泄功能能够调节排卵，经期排卵的产生，和肝脏的疏泄、情志条畅有关。肝气调达，疏泄正常，血海按时满溢，那么月经周期正常；若疏泄过度，月经先期而至，疏泄不及，月经后期而至。

肝脏病变，会引发多种妇科疾病。肝气郁结，失疏泄，气机不畅，气滞血瘀，脉络受阻，肝血不可顺利传输至胞宫，则胞宫无法维持正常月经周期、排血量，引发月经后期、月经量少，甚至气滞型闭经等病变。气滞不通，经络堵塞，会引发经期乳房胀痛、痛经等症。

肝火旺盛，疏泄过盛，木火妄动而扰血海，使得血妄动下扰血海，迫使血妄行，不循经，引发月经提前，经量过多、经期延长、崩漏。

肝主藏血，指肝有储藏血液、调节血液流量之功。肝内储藏血液，能够濡养自身，制约肝阳，又能够根据人体需要调节供血量。肝的藏血功能失常，会引发肝血不足、血海空虚，血虚诸证；肝不藏血，会表现出各种出血病证。

肝主疏泄调气机，肝主藏血调血量。疏泄、藏血间相辅相成，主司人体气机调畅及血液供给。同时也体现着气血之间的关系，气可生血、行血、摄血，血可载气运行。气是血之率，血是气之母。血病会影响气，气病会影响血。因此，气血失调和肝之间密切相关。

理气血温经止痛，以艾为胜

明代李时珍在《本草纲目》中记载："艾灸百病、理气血、逐寒湿、温经止痛，以三年陈艾为胜。"

记得很小的时候，每逢端午节，奶奶就到田间采集一些艾草，插在门缝里晒干。等到端午节当天，奶奶就把艾草取下来，用线绳扎成小结，盖上锅盖煮。大约五分钟的时间，奶奶揭开锅盖，用铁铲往锅中按一按，让艾草充分浸在水中。

大概煮上十多分钟以后，就可以停火了，揭开锅盖，整个房间都是艾草的香味。然后会拿着木桶，提一桶艾叶水，擦洗全身。用艾草水擦洗全身之后，一整晚全身都是甜味，清晨起床，身上仍旧留有余香。

用艾草洗澡也不光是端午节这一天，在我们老家，若是谁的家里有新生儿，都要用艾草煮水给新生儿洗澡，据说这样不仅可以预防皮肤病和痱子，驱除蚊子，防止蚊子叮咬，还能预防夏季多发的皮肤病。如果是在秋冬季用艾草洗澡，则会有助于人体免疫力的提高，对一些流行病也有一定的免疫能力。所以，在我的老家，几乎每家每户都备有艾草，而且存放时间越久，效果越明显。

追根溯源，上古时期艾草为避邪之物，尤以艾绒为条，薰香居室驱蚊避秽、去暑除湿，可谓是家庭必备的保健之物。孟子说："七年之病，求三年之艾。"意思是说得了七年的病，确实是非常顽固的，然而使用三年的陈艾却能治愈它。

如果说杏花是中医之花，那么艾草就是中医之草了。艾草有安胎止崩、调经止血、散寒除湿的效果，治流产、月经不调、经痛腹痛、子宫出血，根治风湿性关节炎、头风、月内风等。根据科学研究证明，艾草具有平喘、镇咳及祛痰作用；抗菌及抗病毒作用；镇静及抗过敏作用；止血及抗凝血作用；护肝利胆作用等，可谓是"万用之草"。

可能是随着年龄成长，小时候使用过的东西，现在越发记忆深刻。曾经有一段时间，还专门查阅艾草的资料。我发现，艾草对于女人来说，真的是有大用处。

中医认为，人之所以充满生气地生活着，是与气血分不开，以气带血，以血养气，阴阳平衡，人才能身体康健。女性体质为阴性，最容易受寒致病。寒邪进入身体之后就会将身体内本来不多的阳气消耗掉，导致周身血液不畅，脏腑得不到滋润，所以有一部分女性出现身体沉重、僵硬、酸痛的症状。

而艾草为纯阳性，可以起到补充阳气的作用，因此它可使女人气血充足，从内至外散发活力与魅力。可以说，艾草对女人是天生的滋补品。

有一部分女性有经期痛经的问题，可以用艾条熏穴位。有一些女性害怕艾灸的疼痛，我说那也好办，你可以用艾草泡脚。用艾草 3 根，放到锅里熬水，大约 15 分钟，然后用熬制的艾草水泡脚。先倒一小部分艾草水，浸过脚面，坚决不能加冷水，一直等到水温逐渐变凉，凉到脚可以承受的范围，放到里面泡。等到水温变凉，再加艾水草，反复加热。注意不要在宽敞通风的地方泡，以免温度降低过快。泡的时候，身上的衣服最好多穿一些，穿睡衣的话，要加外套到身上，避免寒气侵袭。

用艾草泡脚的时候，你会感觉膝盖面逐渐发热，肚子也感觉热了，身上还会微微见汗，喉咙有点热，然后头上会出不少汗，这时可以不用继续泡了。如果泡脚时自己喝上一碗红枣桂圆羹，效果更佳。

有的准妈妈怀孕了，若是出现习惯性流产的征兆，我推荐孕妇食用艾叶煮鸡蛋。艾草的用量不需要过大，一般每次 6 ~ 15 克，吃太多会有一定的副作用。鸡蛋两只，最好用砂锅煮，别用铁锅，待鸡蛋煮熟后去壳取蛋再煮，只需要用小火煮上半个小时就行了。有习惯性流产的孕妇，孕后第一个月可以每日服一次，连服 5 ~ 8 天。孕后第二个月可以每 10 日服一次，孕后第三个月可以每半月服一次，孕后第四个月可以每月服一次，一直到分娩，效果非常明显，生出来的孩子健健康康。

曾经有一位患者向我诉苦，白带一直不太正常，时而浑浊，时而清稀，时而量多。她最初吃一些抗生素，再加一些杀菌妇科栓剂，情况就会好转，停用的话，立刻就会反复。

其实，我们生活的环境就是一个充满细菌的环境，从出生开始，你的阴道内就存在着各种细菌。正常情况下，这些细菌与身体是非常和谐的，对女人的身体也没什么影响。但是，你经常用一些洗液杀灭阴道中的细菌，或者滥服抗生素，尤其是一些不懂卫生常识的女性用香皂洗外阴，都会破坏原本和谐的环境，细菌就会发生紊乱，妇科炎症就会报复身体。

一旦出现这种情况，我推荐患者用陈艾煮汤洗阴部。只需要用一小撮的艾草泡水，大火煮开后中火煮 15 分钟。捞出艾草扔掉，把艾草汤放入杀过菌的木盆中。晾到温度合适时，自己坐进去，让艾药汤熏蒸阴部 20 分钟，再用清水清洗。注意，千万别往里面加凉水。

我经常告诫女性朋友，与其用各种高级的洗液，还不如用传统的方法，用天然的艾药汤清洗，这样是给自己私处最好的保护。其实，你善于观察的话，很多杀菌洗液当中都含有艾草成分。

艾草性温，五行属火。以艾草的活力，将阴道的浊水冲出来，这是古代名医经常用的方法。《本草纲目》记载："艾，可作煎，治下部疮痒，利阴气，生肌肉。"如果你在熏艾药汤的基础上，再加以按摩，效果自然更加明显。晚上 9 点，三焦经当令时，女人的任脉和脾肝肾三条阴经都在中极交汇，中极汇聚了 4 条经脉的气血，是治疗阴道大部分疾病的终极之道。而中极五行属水，按揉中极，就能将阴道之中的浊水冲出来，让女人清清爽爽。因此，每天晚上按揉中极 10 分钟，也是治疗阴道炎不错的方法。

这几个穴位，是妇科病的克星

身为女人，要学会时常和自己的身体对话，学会一些重要的气血按摩穴位，调气养血，才能真正地从里到外的漂亮、健康。

有一天晚上，我看电视上正播放着一位养生专家推荐的养生方法。节目说到现在的男人们生活压力大，作息无常，导致精子质量下降。专家就推荐大家多按摩腹股沟，可以提高精子质量。因为腹股沟区是向睾丸输送精子到达精囊的"交通要道"。话刚落音，台上好几位男同志真的在大庭广众之下按摩起来。台下的女观众则一个个不好意思地偷笑。

如果说，按摩腹股沟是维持男人"命根子"的话，那么对女人来说，按摩一些重要穴位，就等于给女人的健康保驾护航，让你一生幸福。

和男人相比，女人要经历初潮、生育、节育、绝经等特殊时期，哪一个时期呵护不好，都会给身体造成困扰，像月经不调、白带异常、子宫肌瘤等疾病。

前段时间，我接触过一位患者，是一位80后的大龄剩女，优雅的外表，做着一份高级程序员的工作，有房、有车，就是没有男朋友。几个月前，她无意摸到自己的下腹部有一个鸡蛋大的包块，刚开始她还没有放在心上。随着时间的推移，她总感觉肚子变大了，以为自己发福了，就拼命地减肥。结果，不仅没有减掉肚子上的肉，腹部反而越来越大，排尿的次数也增多了，就连月经周期都发生了变化。周围的人都对她产生了怀疑的目光，一个连男朋友都没有的人，怎么可能这么像孕妇呢？她自己也觉得有些奇怪，就到医院去检查，结果吓一跳，原来是卵巢囊肿。

要知道，她还是一个没有结婚的女子，就得了这么一个"怪病"，自然很郁闷。

卵巢是女人身体里重要的器官，肩负着重要的使命，同时也是肿瘤的好发部位。引起卵巢囊肿的原因除了一些疾病因素外，跟外界环境、工作压力、家庭矛盾以及身体素质、心理调节能力等都有关系。

她由于害怕做手术会在腹部留下一道难看的疤痕，就拿着化验单找到我，希望我用中医的方法为她治疗。我一边看着她的化验单，一边从各方面了解情况，最后判断她是"气滞型"囊肿。这类女性看上去从不生气，但心里却喜欢嫉妒，抑郁，敏感多疑，性格孤僻。

我让她每天下午5～7点（肾经当令之时），练习抱腿压涌泉穴20分钟，可以坐在床上或沙发上，右腿向后屈起。用鼻子深深吸气，同时左腿往头面方向抬起，伸出双手，将双手的四指并拢压在脚底的涌泉穴上。抬起的腿一定要伸直，不能打弯。双手压住涌泉时，吸进的气要快速到达卵巢部位，并从卵巢中央向涌泉的方向冲击。坚持1分钟再吐气，吐气时猛然松开压着涌泉的双手，想象卵巢囊肿从涌泉猛然弹出。练完左腿，再练右腿。如此反复，练习20分钟为宜。年纪比较大，平衡性较差，或者初次练习的女性，可以躺在床上。一条腿绷直放于床上，缓缓抬起另一条腿，伸出双手，四指合抱按压在涌泉穴上，这样就非常安全了。

有人会问，这是什么歪道？一个囊肿可以用按摩涌泉穴治好？中医认为，卵巢囊肿五行属水。涌泉是肾经的井木穴，五行属木，为肾经之子穴。母亲（肾）有难了，儿子（涌泉）肯定要来救助。因此，《黄帝内经·本输》说："肾出于涌泉，涌泉者足心也。"练习抱腿按压涌泉穴，涌泉的冲击、绷腿、收腿的互换动作起到对肾经的按摩作用，把肾里的卵巢囊肿块化散开来，然后从经脉排出去，所以，涌泉穴绝对是不二之选。

这位80后的大龄剩女患者，就是按照我告诉她的按摩涌泉穴的方法，每天下班回家后坚持按摩，一个月之后，她下腹部的鸡蛋大小的包块已经明显变小了，和蒜瓣一般。我又让她继续坚持按摩，又过了半个月左右，她告诉我，下腹部的包块完全消失了，而且还去医院进行了检查，发现卵巢囊肿的情况也得到有效改善，卵巢基本上恢复了健康水平。

其实，我们身上还有很多类似于涌泉穴这样以一敌百的穴位。比如八髎穴，八髎位于骶椎，又称上髎、次髎、中髎和下髎，左右共八个穴位，分别在第一、二、三、四骶后孔中，合称"八穴"。八髎这个区域，正是盆腔所在之处，邻近胞宫（子宫、卵巢、附件的统称）。这个区域的皮肉，应该是很松软，能捏起来的。如果不松软，说明经络肌肤之间有粘连，这种粘连正是体内，尤其是胞宫有问题的外在表现。而妇科的一切疾病，都与胞宫紧密相连。

搓八髎，对于女性的月经不调、月经过多或过少、闭经、白带异常、子宫病、卵巢病、盆腔病、附件炎、泌尿系统疾病、肾系统疾病、乳腺病都可以调治，而且操作方法简单，还没有任何副作用。

八髎调治妇科疾病的功效，早在《黄帝内经·骨空论》中就有明确的记载："腰痛不可以转摇，急引阴卵，刺八髎与痛上，八髎在腰尻（kāo）分间"。这里的腰痛包括了肾部疾病，因为腰为肾之府。"阴卵"在女人指的就是盆腔、子宫、卵巢、阴部、泌尿系统。另外，八髎五行属水，擅长调节全身的水液，疏通气血。

因此，每天晚上看电视或者听音乐的时候，临睡前都可以搓八髎，可以自己独立操作，但最好是请你的老公帮忙，这样能调和阴阳，协调脏腑，通经活络的效果更好，还能增进夫妻感情。

以一敌百的穴位除了八髎穴外，还有前面说过的三阴交、三焦经穴，对妇科都有帮助。曾经，有一位患者说这几年过得一点也不开心，得了盆腔炎，吃了很多药，总是时好时坏，反反复复，最后弄得自己都没信心了。

盆腔炎是一种复杂的病，它从来都不是单独出现的，而且反复发作的概率非常大。我跟她说，可以不吃药，也可以不打针，只要天天坚持"髋部按摩"，坚持几个月就可以治愈。髋部按摩法很简单，双手叉腰，双脚呈外八字站立，尽量踮起脚尖，然后后脚跟自由落下，让腰髋部重重地颤两下。

腰髋部在身体的中间，是气血上下通行的必经之处。这位患者是一位程序员，一天总是坐着，腰髋部一整天基本处于静止状态，气血很容易阻塞不通，为湿热、寒邪提供了容身之所。每天多进行髋部按摩，那么这一区域，特别是任冲二脉的气血就会流通起来，盆腔炎等妇科疾病也就不存在了。

总之，人之所以会生病，主要是气血不通。上面不通，堵在乳房，乳房就会出问题；下面不通，堵在髋部，妇科就会出问题。

血气畅通，让女人远离痛经

我老公单位新来了一位前台名叫小丫，年纪很轻，才刚 20 岁，说话轻言细语，很招人喜欢，人长得也很漂亮，只是瘦了点。但她的工作做得很到位，我老公很满意。

过了一段时间，有天早上吃饭，我老公对我说，你们女人真麻烦，每个月都要请一两天假，弄得我这几天要亲自当前台。我说，大概这小丫来月经了，不太舒服需要请假。

又过了一段时间，小丫从每个月请 2 天假，延长到请 5 天假。最长的一次，竟然请到 10 天，据说是回老家调养去了。

那天是星期六，我刚好去老公单位找他，小丫正好在值班。我看办公室没什么人，想起这事，就顺便问了她。

小丫也是一个直爽的人，就一五一十地把前因后果跟我说了。原来，她以前也不痛经，可是最近这一两年，每次来月经都痛得死去活来，不请假是根本支撑不住的，而且经血颜色特别深，有很多血块，有时候感觉自己都要虚脱了。

痛经有原发性和继发性两种。小丫这种属于继发性痛经，大多是寒证。现在的女孩子都喜欢穿裙子，低腰裤，露脐装，冬天也不爱穿毛裤。像小丫，每当夏天到来，办公室里开着很低的空调，自己还穿着半身裙，脚下是高跟鞋，大多是站立的姿势，自然寒气来袭。当寒毒在身体里越积越多，再加上精神和工作的压力，痛经自然就找上门来了。

根据我多年的经验，大多数痛经都是被冻出来的。既然是冻出来的，那就好办了，给你的子宫加"一团火"就好了。中医讲"寒证热治"，既然这种痛经是冻出来的，那么我就用艾草来对付它。我告诉小丫，每天晚上都来我家一趟，在9点三焦经当令之时，在关元、水道、归来穴用艾条来熏。艾草性温，入肝、脾、肾经，能温暖子宫、祛除寒湿、疏通经络。关元穴补元气、固根本、增加自身正气，用以驱逐寒邪；水道、归来穴专治痛经，又临近子宫，是子宫的守护神，能第一时间温暖子宫。

坚持两个月后，小丫的痛经现象逐渐好转。

如果缺乏条件，无法用艾条来熏，那么在这里我教给大家一些按摩的手法。中医讲"痛则不通"，气血不行很多情况下都是因为经络不通导致的。通过按摩，可以打通经络郁结，疏通气血运行，使经血顺利排出体外。具体方法有二：

一是斜擦小腹两侧。先将双手搓热，置于小腹两侧，从后向前斜擦，方向朝外生殖器，不要往返擦动，方向要一致，以摩热为度。这个方法可以疏肝理气，止痛调经。

二是按摩小腹。双手相叠置于小腹中间，紧压腹部，慢慢按摩腹部，以1分钟20次左右的频率进行，直至小腹内有热感为宜，共5分钟。这个方法可以促进小腹内微循环，具有调经止痛的作用。

如果说痛经是女人的一道坎，那么月经不调则是女人一生中许多坎坎坷坷的小溪流。身为女人，一辈子多多少少都要碰到几次月经不调的现象，要么是总提前，要么是总推后，要么是量太多，要么是量过少，虽然不是什么大病，但却总影响人的心情。

在我还年轻的时候，那会儿我一边考职称，一边又上班，家里还要带孩子，碰巧我父亲的身体出了点问题，一时间各种生活压力涌向我，弄得我筋疲力尽。那段时间，我的月经也很不正常，经常是十几天来一次，时间还很长。可那会儿，我没有心情顾得上这些，就没管它。等到生活秩序恢复正常后，说来也怪，月经也恢复正常了。

于是，我就总结出：月经不调还和你的心情、工作压力有关。除此之外，先天不足、七情所伤、外感六淫、多产房劳、脏腑受损等，都有可能引起月经不调。偶尔一两次因环境改变、情绪变化导致的月经不调，也不必太惊慌，调节好自己的生活习惯和心态，月经自然就会好了。但长期月经不正常你就要值得注意了。

具体来说，月经不调可以分为以下几类：一是血虚型月经不调：证见月经后期，量少色淡，质清稀，伴有眩晕、失眠、心悸、面色苍白、神疲乏力、舌淡、脉弱无力。二是肾虚型月经不调：证见月经初潮较迟，经期延后，量少，色正常或暗淡、质薄，伴有腰酸背痛，舌正常或偏淡，脉沉。三是血寒型月经不调：证见月经后期，量少色暗，有块，或色淡质稀，伴有小腹冷痛，喜温喜按，得热则减，或畏寒肢冷，小便清长，大便稀薄，舌淡，苔薄白，脉沉紧或沉迟无力。四是气郁型月经不调：证见月经后期，量少色暗有块，排出不畅，伴有小腹胀痛，乳胀胁痛，精神抑郁，舌正常或稍暗，脉弦涩。

知道了原因，自然就有相应的措施。中医养生的核心就是阴阳平衡，即秉承"寒者热之，热者寒之，实者泻之，虚者补之"这一治疗原则，促使阴阳偏盛偏衰的异常现象得以纠正，恢复其相对平衡状态。治疗月经异常，同样也是遵循这个宗旨。血虚就要补血，那就吃黄酒送黑鱼头灰：黑鱼头 1 个，黄酒适量。将黑鱼头晒干后煅灰备用。每日两次，每次用量为 5 ～ 10 克，黄酒送服，月经前开始服用，连用 3 ～ 5 天，可以很好地养血滋阴，活血消瘀。肾虚就补肾，那么就吃桂圆莲子粥：桂圆肉 20 克，莲子 20 克（去心），粳米 100 克，一起煮粥食用，方便、简单又实用；血寒就用温补法，那么相对应的策略是温经散寒的当归泡甜酒，当归 30 克，肉桂 6 克，甜酒 500 克，用甜酒浸泡前两味药一周以上，方可服用，每日 1 ～ 2 次，每次 30 ～ 60 克。气郁就要疏肝理气，懒人就去药店买点逍遥丸，喜欢亲自动手的人就用香附 10 克，川芎 6 克，红糖 50 克，一起煎汤去渣服用。

这样下来，什么问题都能一一解决掉。

不过，月经虽然调好了，也要管住自己的嘴。女人是很娇贵的，特别是月经期间，不要贪吃过于辛辣的食物，以免耗伤阴血，或者让燥热迫使血液下行，导致月经先期、经血量过多；也不要吃太多冷食、冷饮之类寒凉的食物，以免"寒博于血"，让寒气把血冻住，运行不畅，而导致月经后期或量少。只有气血畅通，月经正常，你才会更健康、更快乐。

月经若过量，艾灸大脚趾

袁老师今年 28 岁，是一所重点中学的老师。袁老师非常敬业，前年结的婚，去年怀孕，年底孩子出生，她只休了四个月的产假就提前上班了。袁女士与丈夫都是独生子女，按照国家政策可以再生一个孩子，但她觉得自己应该以工作为主，打算重新回到讲台之上。于是便与老公商量，在孩子出生六个月之后就到医院放置了避孕环。没有想到上环一个月会有这样的情况：经期还算比较准时，量却增加了，颜色却是暗红色的，有时候血量非常大，非常吓人。经期也延长了很多，甚至已经达到了两周。月经量过大导致了她出现头晕、疲乏的症状，极为影响她的工作、生活。为了治疗经期量大，她吃了不少药，但是几乎不起作用。她并不担心月经量多，而是担心这样影响自己的工作。因此她希望找到一个永久治愈的办法。她甚至想过去掉避孕环。可是，又担心取下环怀孕？后来在别人的推荐下，袁老师找到我看病。

我查看了她的病历，中药、西药确实用了不少，这该如何是好呢？袁老师因为工作非常忙，所以给她建议一个自我治疗的艾灸方法，具体方法是：取出艾条点燃，对准大脚趾末节的内侧，距趾甲角 0.1 寸的隐白穴处施治，艾灸时间以一刻钟为主。每天至少艾灸一次，一周为一个疗程。

通过艾灸隐白穴治疗月经量多已经有很长的时间了，在《扁鹊神应针灸玉龙经》中就记载："隐白穴……月经不止，血崩。"在《神应经》之中记载道："月事不止，刺之立愈。"《医学纲目》亦说："妇人下血不止，取隐白五分灸之。"《保命集》中指出"崩漏症宜灸隐白"。从中医的角度来看，月经过多、淋漓不尽主要是因为冲任不固、脏腑功能失调而引起的，治疗的方案应该以健脾、补肝、益肾为主，调理冲任二脉。其中最关键的就是健脾。脾为生化之源，统领诸经之血。如脾虚不能摄血，失其所统血不循经，则错经妄行，就容易出现女性月经量大、淋漓不止。隐白属是太阴脾经之井穴，能够起到通血健脾、益气补中的作用。所以通过针灸隐白穴能够起到治疗血崩的作用。

根据现代医学表明，艾灸隐白穴对于多种原因引起的月经量多、淋漓不尽，都有很好的缓解作用。虽然还没有研究出其中的道理，但疗效却是非常的明显。

　　袁老师掌握这个方法之后，非常高兴地做起了艾灸。一个月后到我这里复诊，此次月事一来，她就按照我艾灸的方法，连灸了3天，月经量果然减少了很多；又灸了4天，月经就停止了。既然有效，我便让她每次都使用。袁老师按照我说的方法，又继续灸了两个月，月经完全恢复了正常。她高兴地告诉我，现在可以专心地上课了。

两妙招，巧治恼人的阴道炎

　　我曾经结接诊过一位老年女性患者，经常感觉手脚发麻，长期治疗也无效，后来我帮助她重获健康，所以对我非常信服。有一大，这位老人家又来了，她告诉我最近患上了阴道炎，外阴和阴道如同被火灼烧一样，又热又痒，让她忍不住去抓。以前她也曾经有过类似的经历，都是到药店购买外阴洗液冲洗，冲几天就自然康复了，但是这次已经连续洗了好几天，却毫无效果，于是便找到我。

　　我对她讲，可能是因为经常使用，所以细菌有了耐药性，她应该选择其他药物进行治疗，我这里就有一个不错的方子，价钱非常便宜，操作简单：取冰片3～5克，用无菌纱布包裹，放入阴道，放置的时间以6小时为宜，每天1次，一周为一个疗程。

　　老人家非常不解，疑惑地问，这冰片会变成水，这个怎么能用呢？我解释说，她曲解了我的意思。冰片又名片脑，是从龙脑香的树脂和挥发油中提取的结晶。冰片的颜色接近于灰白色或淡棕色，味清凉，气清香，形状呈梅花状，半透明，所以被称之为"梅片"。冰片这味药在医书上早有记载，被认为是"开窍辟邪之药"，味道非常芳香。"香之气能辟一切邪恶，辛烈之性能散一切风热"，也就是冰片能够起到非常强大的抗菌消炎作用。老人家听完之后，恍然大悟，还说自己曾经听说过这味药，刚才匆忙之间忘记了。她说，一定会按照我说的方法进行治疗。三天之后她对我说，她尝试了这个方法，感觉舒服多了，才用了两三次，下阴的症状就有了很大的改善！

冰片为什么能够对内外阴瘙痒起到治疗作用，查阅资料才清楚，阴道炎、外阴瘙痒这些病症都是由细菌、真菌或病毒引起的，而冰片微寒、辛苦、性凉，其主要功效就是解毒清热。经过研究表明，冰片有抑制绿色链球菌、金黄色葡萄球菌、肺炎双球菌等细菌滋生的作用。在电子显微镜下进行研究，更可发现在显微镜的作用下，真菌细胞在慢慢地变形，最后死亡溶解。此外，经过研究发现，冰片能够对病毒的增殖起到抑制作用，可以用于抗病毒。此外，研究发现冰片能够起到消炎、消肿、镇痛之效，可以治疗慢性盆腔炎等疾病。

黄女士年近三十岁了，因为慢性盆腔炎症到医院治疗。但是因为该病治愈非常缓慢，所以她希望我能提供一些辅助治疗的方法。经过再三思考，我推荐她做"缩阴提肛功"。这个方法她从来没有听说过，所以我解释给她听。

"缩阴提肛功"其实是一种最直观的叫法，在医学上被称之为"盆底肌肉锻炼"。这个名字可能让人摸不着头脑，做起来却是非常的简单：躺在床上，放松全身，有意识的收缩阴道与肛门部位的肌肉。收缩阴道的动作，与小便的时候突然伸缩阴道非常相似；收缩肛门的时候，在做这个动作的时候应该有意识地收缩肛门。每次同时收缩阴道、肛门，时间保持在3秒钟左右，然后放松3秒钟，再继续，连续进行15分钟。每天1次，需要黄女士坚持一个月。

刚开始进行锻炼的时候，可能只能保持3秒钟，若是经常练习以后，以连续进行10秒为宜。另外，在进行锻炼的时候，一般人较为容易犯的错误就是将屁股、大腿部位的肌肉收缩，阴道、肛门处的肌肉却没有变化，但是只要稍微注意一下，就能够克服这些。

那么，做这个动作为什么会起到治疗慢性盆腔炎的作用呢？一般来说，盆腔炎患者的盆腔内部之中都会出现增厚粘连的炎症组织，从而造成局部血液循环不畅，吃药治疗的话，药物很难进入到血液循环的炎症部位，导致治疗效果不明显。从中医角度讲，该病的主因为"瘀血阻络"，在治疗上面应该强调"活血化瘀"。因此，治疗慢性盆腔炎的药物，如桃红四物汤、失笑散、桂枝茯苓丸、生化汤、少腹逐瘀汤等，都是具有化瘀活血的药物。

"缩阴提肛功"则是通过运动而起到"活血化瘀"的作用。对盆底的肌肉不断进行收缩、锻炼，能够有效地促进盆腔内部的血液循环。有人进行研究，一组患者进行长期用药，另一组患者在吃药的情况下也要加强盆底肌肉锻炼。采用同样的治疗时间，加强盆底肌肉锻炼的患者，治疗有效率可高达20%。其中的道理非常简单，通过盆底肌肉锻炼，能够更好地使药物发挥局部的疗效。锻炼所起到的作用就是促进血液循环，令人体内更多的免疫细胞进入盆腔，极大限度发挥出抗菌消炎的潜力。所以，只要坚持练习缩阴和提肛，对于慢性盆腔炎的治疗会有很好的效果。

黄女士回去以后，按照我的嘱咐，每天坚持练习缩阴提肛功。一个月以后，她再回来复查，基本上康复了。

第八章

气血好乳房翘，女人一定『挺』漂亮

气血按摩，美形保健防增生

无意中在一本书上看到这样一段话："这个世界上有两种女人最难应付：一种是不管什么不快都不说出来，什么事情都闷在心中，却时不时莫名其妙发脾气，周围的人都不知道怎么得罪了她；还有一种女人，事事追求完美，凡是都要亲力亲为，就像是皇太后一般强势。前者过闷，凡事都要用猜的，跟她在一起的人非常累；而后者太过强势，让男人在她面前失去了威风。"

可能有人会问，说这些有什么用啊。其实，很多时候人的性格和健康状况有很大的关系。从健康的角度上说，这两种女人都很容易患乳腺疾病。女人天生心思细腻、爱生气，而生气太多、气散不出去，就会伤害身体。女人生气，乳腺和子宫也会受影响，乳腺走的是脾胃系统，而子宫走肝。气上升，则乳腺受损，下沉则子宫受损。

在我们的身边，有很大一部分女强人经常乳房胀痛，月经前胀痛得厉害，月经到来时会稍微减轻一些。很多女性即使出现这样的现象也不会放在心上，照样一天到晚忙个不停。直到后来，身体时不时出现痛经、腰酸背痛、大便干燥等症，心情越来越差，变得烦躁、易怒，看谁都不顺眼，爱发脾气，乳房胀痛得厉害，有时候睡着了甚至会被痛醒，肩膀、腋窝、胳膊也跟着疼痛，睡不好。

　　到医生那里一看，触摸乳房发现里面有很多边界不清、质地柔韧、大片的肿块。舌质淡，舌苔薄白，肝脉弦细。非常明显，是肝郁气滞、痰浊凝结间杂型乳腺增生。

　　很多女性朋友看到这样的结果吓坏了，就好像自己得了什么绝症。其实并没有那么严重，还未到乳腺癌的地步，不过是有些乳腺增生，与长期的生活习性有关，比如生闷气，症状就会加重。

　　乳腺增生属中医的"乳癖"范畴，主要表现为气机不畅，乳房处胀满疼痛，症状有时候轻，有时候重。《疡科心得集》中这样描述乳癖："有乳中结核，形如丸卵，不疼痛，不发寒热，皮色不变，其核随喜怒而消长，此名乳癖……"不仅描述了肿块特点，还指出了乳腺增生病和情志变化有关。

　　其实，这种乳腺增生可通过穴位按摩来改善，平时多喝些有疏肝益气之功的中药茶即可缓解。重要的是要保持开朗的心情。俗话说得好，"病由心生"，生病与心情有很大关系。心情开朗，经常哈哈大笑，才能确保身体健康。生气，若是不能将怒气发泄出去，停留于体内，浊气就会逐渐积累；停留于胸部，变成邪毒，进而诱发乳腺增生。此时，首先要做的就是排毒。找一把椅子，双臂向后伸直，十个手指交叉握拳，之后将拳头搁在椅子背上。吸气的时候胸部尽量向前挺，头向后仰。呼气的时候缩回，重复数遍即可。

　　需要注意一点，吸气时要吸一大口，让气先于腹部逆时针转一圈，之后在胸部逆时针转一圈，而后缓缓吐出。气在身体中转圈时，要想象这股气流正在清理体内的邪毒，向外吐气时要干脆利落，这样邪毒才能全部跑出来。

　　练习的过程中你会发现双手大鱼际刚好靠在椅子背上。手部反射区中，大鱼际为心、肺、整个胸腔呼吸系统的反射区。深呼吸、缓呼气，让气去洗涤、带出体内邪毒。所以，每天午睡后，心经当令，腾出半小时的时间练习，能够泻胸腔之邪火，让人心情舒畅。处在发育阶段的小女孩经常练习，能够补足气血、疏通经络，让乳房发育正常，身材更加挺拔。

上述这套按摩方法没有地点限制，可以在办公室练习。回家后，可以做下面这套按摩动作：脱掉鞋袜，双脚放到水中舒服地泡泡脚，可坐着取足厥阴肝经的行间穴。行间穴位于人体足背侧，大脚趾与二脚趾缝后方凹陷处。行间穴有疏肝泻火之功，每天按摩 3 ~ 5 分钟，之后再向上，至足三里处按摩 3 ~ 5 分钟。足三里有化湿健脾之功，能够有效消除乳腺增生。

此外，乳房本身可以做些按摩。乳腺增生通常在乳房周围，特别是左、右、下方比较多，在家时可先用热毛巾焐一下，之后在疼痛部位揉按，力度不宜太重，每次揉至疼痛缓解为止。其中，要按个重点穴位——乳根穴。乳根穴位于乳头直下、乳房根部，每次按摩 10 分钟，可以大大提升乳腺增生的治愈率。

这样进行一番按摩后，再泡上一杯由刺五加、枸杞、杭白菊、合欢花、陈皮、百合花组成的茶就更好了。此茶之中，刺五加、枸杞有平补肝肾之功；杭白菊有清肝火，明亮、润泽双眼之功；合欢花可以让人心情愉快，安神解郁，活血消肿；陈皮有理气除胀之功；百合花有润肺、去痰浊之功。不过此茶不能在月经期间喝。

坚持这样一两个月后再到医院检查，乳腺增生问题就会消除。当然了，心情的好坏也起着决定性作用。

可能有人会疑惑，喜欢生气的人患这种病很容易理解，可那些凡事都亲力亲为的女性朋友为什么也会患这种病呢？实际上，这是个相对应的过程。凡事都亲力亲为的人，一切事都要求完美。一个人越是表现得完美，就越说明她在极力控制自己的情绪。可是，每个人都有七情六欲，长时间压抑自己的感情得不到宣泄，却又无法化解压抑情绪，身体一定会出现不良后果。过度压抑情绪，一定会导致气滞血瘀。从经脉循行的角度上说，足阳明胃经经过乳中，并且此经脉也是十二条经络中多气多血的经脉。气滞血瘀于表时，会出现乳腺增生。

所以，女人必须懂得如何关心、照顾自己，结合传统的经络、穴位理论。下面就来为女性朋友们推荐一套乳房保健按摩操，每个星期坚持 2 ~ 3 次，有调畅气血、通络散结、美形保健等功效，整个过程中采取坐姿。

一、抹推：左手托着乳房，右手四指沿着乳房外上、外下缘向乳头抹推 3 遍；右手托着乳房，左手四指沿着乳房内上、内下缘向乳头推抹 3 遍。

二、摩搓：四指并拢，拇指张开，手掌贴到皮肤上，以乳头为中心做环形按摩乳房 10 圈。双手交错，手掌搓胁肋 10 下。

三、指按：用中指点按膻中穴（前正中线上，两乳头连线中点）、期门穴（位于胸部，乳头直下第 6 肋间隙，前正中线旁开 4 寸）、乳根穴（乳头直下，乳房根部，第 5 肋间隙，距前正中线 4 寸）、足三里穴（位于外膝眼下四横指、胫骨边缘）、太冲穴（位于足背侧，第 1、2 跖骨结合部之前凹陷处）各 10 秒。

四、揉拿：拇指与食指揉拿对侧乳房肿块，没有肿块的女性可揉拿乳房，方向从乳房内侧到腋窝处。

五、托颤：双手托起乳房，抖颤乳房 30 次。

六、指击：四指指尖轻击对侧乳房，乳晕为中心做环状叩击 5 遍。如果按摩的同时，配合"开心疏肝茶"，能够起到更好的疗效。

经络按摩，让乳房越来越丰盈

很多女性朋友追求药物丰胸、手术丰胸之法，殊不知这些方法对人体健康有着潜在的危害。可以说现代女性为了美丽"无所不用其极"，只看到当下，而没想到未来。要知道，没有健康，美丽也不复存在。丰胸没有错，可以通过健康的丰胸之法让自己凸显傲人曲线，而经络疗法就是健康疗法之一。

健康乳房的基础为：经络畅通、气血充足、脏腑功能正常。所谓经络丰胸，即通过调节脏腑功能、疏通经脉、激活体内潜能与活力，促进乳房二次发育，让胸部变得更丰满、坚挺、有弹性。

经络丰胸指通过手指或手掌疏通经络，主要按摩方法包括：指按、指推、指揉、指拍等。通过这些手法调理能够行气活血、疏通经络、排毒散瘀，进而让萎缩、扁平、松垂的乳房与先天发育不良的乳房能二次发育，变得柔和、宁静、舒适。

中医经络丰胸和穴位按摩的方法有所不同，属于中医外治之法。根据体表内脏等理论，"以指代针"，通过经络调节来隆胸。

想要拥有健康的身体，气血循环必须正常，细胞活化所需的营养要依赖血液运行。如果气血在经络间滞留，一定会影响相关部位机能。所以，经络疏通血液非常重要。下面就来具体为大家介绍几种经络丰胸之法。

1. 调节冲任

冲任二脉起于胞中，冲脉和足少阴肾经同行，和阳明经相同，可以调节十二经气血，被称之为"血海"。一旦冲任二脉失调，就会引发月经不调、崩漏、闭经、不孕、乳房低平，针刺特定穴位即可调节冲任，达到丰胸的效果。

2. 梳理肝气、活血通络

肝主疏泄，可调畅气机。经络、器官、气血活动不畅会诱发胸肋、乳房、少腹胀痛，针刺某些特定穴位能够疏通肝气、活血通络，有非常好的健胸丰乳之功。

3. 益气健脾

脾主肌肉，中医里面所说的肌肉包括肌肉组织、脂肪组织等机构，脾可生化水谷精微物质，人体的肌肉要依靠水谷精微来养。若脾胃之气虚衰肌肉便得不到濡养，时间久了，就会导致肌肉萎缩，乳房中含有乳腺、脂肪，而脂肪属于肌肉范畴。脾胃虚弱，乳房低平，可以刺激特定穴位，进而达到益气健脾、健胸丰乳的目的。

经络丰胸的好处非常多，能够促进激素分泌，让乳腺组织增生，乳房变大；促进乳房脂肪储存，让乳房变得丰满；促进乳管外平滑肌、弹性纤维等收缩，让乳房更加坚挺、丰满；还能促进乳房悬韧带健全。

若实在觉得自己的胸部太平，时常因为自己的身材缺乏信心，可以尝试一下经络按摩的方法，可能会有一定的帮助。不过要每天坚持才可以。

根据不同经络部位采取不同的按摩手法，让乳腺神经、乳腺管、乳房组织发生不同程度的改变，进而调节雌激素、孕激素，达到丰胸的目的，改善乳房发育不良、萎缩、松弛、下垂等。

经络丰胸是建立在气血之上的，因为气为血之帅，血为气之母，二者相互滋生、促进。病理上，气滞会引发血瘀，气虚会引发血凝。气血受父母先天之精，出生后会在空气、饮食中吸收营养，经过脏腑综合作用获得。

通过纯中医的经络疗法丰胸，不但不会威胁到女性健康，还可帮助女性提升自身抗病能力，有丰胸、美胸、健胸之功。应用这种方法的过程中不使用任何药物，以疏通经络为主，无任何副作用、痛苦，还能治疗乳腺增生、痛经、月经不调等症。

经络丰胸可让胸部变得紧致，指压或按摩人体经脉穴道，即可健美养生。指压的过程中若出现阵痛，说明那条经络气脉不通。稍微碰触穴道会异常刺痛，冷汗直流，千万不能忽视，可能为病兆反射，应当尽快检查、保养、治疗。

寻穴的方法也非常简单，手指触及穴道时，能感受到柔软，好像里面有凹洞，注意穴道点，能产生轻微酸麻感，感觉敏锐者甚至能感受到指压的地方有轻微温热。

指压穴道时，应当先找需要的指压穴道点，之后用拇指内侧指关节压住穴道点，而后用力向下压，下压的同时心中默念1、2、3、4、5、6，数到6的时候，指力就已深入穴道点，而后稍停留两三秒，数5、4、3、2、1，慢慢地全部松开，拇指仍然放到穴道点上两三秒，而后重复上述动作，每个穴道最少按摩5次才能看出显著效果。

常按膻中穴，防治乳腺疾病

乳腺增生为第一大乳房疾病，给女性健康带来了威胁。不过女性朋友们也不用太过紧张，只要及时调理，乳腺增生并不会对身体产生重大影响。中医对乳腺增生的调理有其独到之处，认为经常进行一些按摩即可缓解此症状，本节介绍的就是通过按摩膻中穴缓解乳腺增生的方法。

中医上说，人体前面正中循行的经脉叫"任脉"，为调节人体全身阴经气血之"统领"，被称作"阴脉之海"，和女性的某些特殊生理活动有着密切的关系。一旦任脉不通，就会出现月经不调、经闭不孕、带下异常、胸腹胀满疼痛等。任脉虚衰，就会导致胎动不安、流产、月经后延、闭经、月经淋漓不尽等。所以说，在女性日常保健的过程中，调理任脉是必需的，而膻中穴是任脉中调理乳腺的重要穴位。

膻中穴位于胸部前正中线上，平第4肋间，两乳头连线中点。膻中穴叫治疗心肺疾患和乳腺系统疾患。因为归属任脉，与乳房接近，是预防治疗乳腺系统相关疾病的必要穴位，所以被称之为"妇科要穴"。在现代体表红外辐射光谱扫描方法中，证明在乳腺增生患者中，膻中穴比其他地方红外辐射强度降低，说明膻中穴为乳腺增生的特殊反应点。有些女性乳腺系统相关疾病会出现在哺乳期，如乳腺炎、产后缺乳；有些会出现在月经前后，如乳房胀痛；有些女性朋友出现的乳房不适可能预示着患上了乳腺增生、乳腺癌。提醒女性朋友们，一旦乳房不适或异常，要及时到医院进行检查、诊断，防止延误病情。日常生活中，自我按摩是个简单而容易操作、效果理想的方法。

1. 揉法，用中指端按揉，每次按揉 2 分钟左右。

2. 推法，用双手拇指指腹从膻中穴沿着前正中线由上向下推，缓慢而均匀，每次推 2 分钟。

人在极度生气的时候，气运行不下去，也可按摩这个穴位。对于爱生气或什么都不说、闷在心里的女孩儿来说，平时可以按按这个穴位。

常按乳四穴，胸部一天一天大起来

每个女人都想要拥有 C 罩杯或 D 罩杯的尺码，而胸部罩杯的大小的确是女性自信的外在条件，如果不想被人称为"太平公主""飞机场"，就要寻找一种丰胸之法。有没有既简单又有效，而且没有毒副作用的丰胸方法呢？答案就是——穴位丰胸法。

从中医的角度上说，乳房的丰满和气血之间有着密切关系，如果已经面色发青、口唇发白、常常头晕，并且晚上经常性失眠，经量减少，说明体内已经严重气血不足。此时若不及时补充气血、改善体质，乳房就会下垂、缩小，胸型变得难看。这个时候，女性朋友们可以向乳四穴"求助"。

乳四穴共包括四个穴位，分布在以乳头为中心的垂直和水平线上，分别距离乳头 2 寸处。经常按摩这 4 个穴位能够改善乳房气血循环、局部供氧，丰胸效果很不错。

具体按摩方法：被按摩者仰卧于床，按摩者用中指或食指沿着顺时针的方向按摩乳四穴，每个穴位按摩 1 分钟左右，之后逆时针点揉 1 分钟左右，至局部出现酸胀感。

卵巢乙醇激素的分泌量和女性胸部丰满与否有着很大的关系，只有最大限度地将雌乙醇引流至乳房上，才可以让乳房变得丰满、圆润、挺拔。通常情况下，卵巢雌乙醇分泌的最高峰为月经后第 11 ~ 13 天，这 3 天也是丰胸的最佳时期。等到第 18 ~ 24 天，雌乙醇的分泌量虽然减少了，可丰胸效果还是很不错的。

所以，在这 10 天中，如果可以每天坚持按摩这 4 个穴位 5 分钟，即可将雌乙醇最大限度地引向乳房。坚持不懈，乳房就会变得挺拔，罩杯也会一级级增加。

此外，可以每天按揉乳根穴（锁骨中线上）、乳中穴（乳头的中央），分别按揉 100 次；或是按摩三阴交穴（位于足内踝尖直上 3 寸处），每次按摩 1 分钟，也能够起到不错的丰胸效果。

按揉肩井穴，乳痈乳痛可祛除

乳房疼痛困扰着很多女性朋友们。偶尔出现乳房疼痛，女性朋友们一般不会放在心上，殊不知这样是非常危险的。

记得有一次，一个朋友让我陪她去医院，朋友的精神状态还不错，就是神色有些忧虑。看到医生后，她对医生说，自己的乳房上好像长了东西，之前去看外科，医生诊断是乳腺小叶增生，吃过一段时间的西药，不过没什么效果，就想着看看中医。诊断之后发现，朋友的两侧乳房的确有几个或大或小能够触及的片状和颗粒状结节，稍微有些硬，触摸的时候有痛感。的确为乳腺小叶增生之症，此病多因肝郁痰凝所致。月经来临时乳房胀痛，并且肿块比现在大，即使不按也会痛，月经结束后不按不会痛。

其实，出现这种情况和气血之间有着很大的关系。医生对朋友进行了检查，发现朋友的舌质红、舌边有瘀斑，舌苔微黄，切脉弦细数，此皆为气血阻滞之症。出现上述症状，说明乳腺疾病尚未严重到不能医治的地步，乳腺疼痛主要为长时间的压力、精神负担，导致肝失疏泄、气血不畅，进而诱发乳房胀痛。医生给她介绍了一种按摩方法——按摩肩井穴，中医按摩不仅可以活血、舒畅筋骨，并且是日常保健的重要手段。

肩井穴的"肩"指穴位在肩部，"颈"指底部空隙，肩井穴指胆经的地部水液从这个地方流入地之地部，此穴物质是胆经上部经脉下行而至的地部经水，到这个穴位之后，经水从本穴地部孔隙流入地之地部，因而得名"肩井穴"。

肩井穴具体按摩方法：按住两肩最高点，也就是肩井穴处，于两个胳膊交叉，双手放到肩膀上，大拇指贴在脖子上，其余四指并拢，中指处。按摩此穴最好选择揉法，即手指按住穴位回旋转动，于原地转圈，手指要用力下压，让力度透下去，才能显示出按摩效果。

这种按摩方法可以治疗肩背痹痛、手臂不举、乳痈、肩酸痛、头酸痛、眼睛疲劳、高血压、落枕等。

虾仁归芪粥，调补气血以丰胸

对于女人来说，凹凸有致的身材能够增添自信，还能够吸引异性。现在，电视上、报纸上、杂志上、收音机里都能够听到、看到有关"丰胸"的广告。虽然这些广告大都是不可信的，可这也说明了胸部对于女人来说有多重要。

胸部可以体现一个人的气血盈亏，若气血不足，无法上达胸部，子宫、卵巢分泌激素不足，加上经络受阻，胸部无法收到气血，进而变得松弛、下垂、干瘪。总体来说，女性胸部丰满，很大程度上说明气血充足，反之则说明其气血亏虚。既然气血为影响女人胸部大小的重要因素，那么一定可以通过调补气血的方法达到丰胸的目的。

下面就来为女性朋友们推荐一款补气血、丰胸的粥——虾仁归芪粥。具体做法：取虾仁 10 克，当归 15 克，黄芪 30 克，桔梗 6 克，粳米 50 克。

先把当归、黄芪、桔梗用纱布包好，放到锅中，倒入适量清水煮 20 分钟，之后向锅中放入虾仁、粳米一同熬煮成粥即可。每天吃 1 次。此药膳粥有调补气血、健胸丰乳之功，特别适合由于气血虚弱而出现乳房干瘪、缺乏青春活力的女性食用。当归有养血活血之功，李时珍的《本草纲目》之中有记载："古人娶妻为嗣续也，当归调血为女人要药，有思夫之意，故有 . 当归 . 之名。"由于当归有补血活血、调经止痛、润肠通便之功，因此当归自古以来就被视为妇科调经、胎前产后的要药；黄芪性温，为补气药中常见的一种，被称作"补药之长"。将当归与黄芪合用，能够补气活血、养血升阳。

虾仁、粳米能够调补阴阳、养胃益气，养好脾胃。这道药膳以桔梗为使，升提肺气，引药力聚集在胸部。因此，多种食物、药材共同作用，就能够充分发挥出丰胸之功。中医有句话说得好"有形于内，必形于外"，身体中的气血充足了，乳房自然而然会变得丰满。

第九章

气血亏子宫寒，百病来找毁容颜

子宫，女人美丽与健康之源

子宫支配着女性一生的幸福，掌管着女人的美丽、健康。可与此同时，子宫还是身体中的脆弱部位。

在这个世界上，没有哪个女人不爱美，可以说为了美丽女人们是"煞费苦心""绞尽脑汁"，女人与女人聊天，谈论最多的就是化妆品。女人的一生都在追求美丽，为了美丽也付出了很多。

然而上天并不会眷顾每一个女人，所以并不是每个女人生来就是国色天香的，女人通过各种外在物质装饰自己，想要为自己的美丽加分，但却忽视了从身体本身出发彻底除掉那些让自己不美丽的因素。

最令女人烦恼的就是肌肤问题，很多女人被色斑、痘痘、暗沉、粗糙等皮肤问题困扰着，伴随这些皮肤问题的还有生理周期不准、月经时间延长、痛经加剧、排卵期腹痛等，均让女人心烦不已。

实际上，女性出现上述问题的病根很可能是子宫，子宫健康水平降低就可能是问题之根本。女人想让自己变得年轻漂亮，就应当学会如何维护子宫健康，保持子宫健康。

下面这个调查报告可以粗略地反映出你的子宫状况。

一、生活篇（每题 4 分）

1. 你已年过三十；

2. 长时间工作压力非常大；

3. 日常生活非常不规律；

4. 吸烟、喝酒无度；

5. 经常食用凉性食物；

6. 采用违反身体规律之极端减肥；

7. 走、坐的姿势是错误的；

8. 长时间服用含雌激素的保健品。

二、症状篇（每题 5 分）

1. 体重曾经出现过激烈变化；

2. 畏寒怕冷；

3. 身体浮肿明显；

4. 月经期曾至 10 天甚至更长；

5. 下腹局部常常出现疼痛；

6. 排尿、排便时疼痛；

7. 有严重贫血，而且易眩晕；

8. 阴道流血，同时伴随着白带增多；

9. 连续 2 ~ 3 天排卵期出血；

10. 经前或经后点滴出血。

三、性爱篇（每题 3 分）

1. 20 岁前就有性生活；

2. 性爱前后双方几乎不用流动水清洗私处；

3. 性生活没有规律；

4. 长时间没有性生活；

5. 性爱过程中出现不正常出血和混有血丝排泄物；

6.性爱时腰痛情况加剧。

若你的测试分数在 0 ～ 30 分，表示你的子宫年龄在 30 岁左右，意味着你的子宫基本合格。不过你不能高兴得太早，因为这还不能说明你的子宫非常健康。此时，你的子宫最主要的问题就是血液循环变弱，肌肤可能会表现出肤色暗沉、没有光泽、黑眼圈等。此时，女性最易患畏冷症，应当学会预防。子宫血液循环变差的时候，自律神经机能会下降，激素平衡会变得紊乱，而这些都会影响到排血量。若子宫的排血量下降，皮肤血液循环也会下降，携氧量下降，皮肤变得黯淡，并且会由于循环力变差而易长出黑眼圈等。

若你的测试分数在 30 ～ 70 分，表示你的子宫年龄在 35 岁，此分数段说明你的子宫已经有隐疾，此时你可能已经感受到内分泌有点紊乱，经常月经期间腹痛。若分泌低下会导致皮肤干燥、浮肿；分泌过盛会表现出暴食却不长胖、疲劳、成人痘等。老化废物积攒于体内，导致浮肿，长时间停留于肌肤表面的老化角质会导致肌肤纹理粗糙，同时让黑色素滞留，易形成色斑。所以这个阶段要注意浮肿、色斑等隐患。

若测试分数在 70 分以上，则应提高注意力，因为你很可能已经患上了某些妇科疾病，如子宫肌瘤、子宫内膜炎、盆腔炎、输卵管炎、卵巢炎、骨盆腹膜炎、卵巢囊肿等。此阶段的女性的肌肤大都已经不再细腻干净，这主要为妇科病导致的激素水平紊乱诱发的，此时子宫可能已不再健康，皮肤易长痘痘、色斑，肌肤肌理变得粗糙。

通过这个测试我们不难看出，女人如果想年轻、美丽，必须要呵护子宫，这是女人一生的大事。因为拥有健康的子宫，才能拥有健康的身体和美丽的容颜。

肤色暗黄气色差，或是子宫惹的祸

每个女人都希望自己是最美的，那美的标准是什么呢？其实，不同的人对美丽的定义也是不同的，有的人认为气质最为重要，有的人认为容貌最为重要，有的人认为身材最为重要……而在这些观点之中，女人认为最重要的一点就是白里透红的肌肤。

中国人普遍肤色偏黄，但却认为"一白遮百丑"，喜欢那种白里透红、水灵的肌肤。女人们对于各种美白产品乐此不疲。然而，在你采用各种方法追求肌肤的美白时，除了要考虑视觉上的美白肌肤，还应当考虑各种美白产品可能带来的危害，要从根本上解决肤色暗黄的问题。

你知道吗？肌肤出了问题，很可能意味着子宫出了问题。因为子宫不但是生命之源，也为美丽之源，它陪伴女人，和女人的容颜、身心健康、幸福生活等有着密切关系。健康子宫为女人美丽之根本，所以，女人想要远离暗黄的面色，拥有水灵、白皙的肌肤，必须保证自身的子宫健康。

谈到这儿，女性朋友们可能会问，怎么来提高子宫的健康水平呢？下面就来具体为女性朋友们介绍一下提升子宫健康的方法。

一、子宫健康女性的调养方法

1. 每个星期做爱 1 次，规律月经

现代女性忙于工作，有时候甚至一年半载与丈夫分居，千万不能以工

作繁忙为借口而放弃每个星期的性爱，美国性医学研究发现，规律性生活可以调经，让女性由伴侣身上获得有益信息，进而影响自身内分泌。由此我们不难看出，性生活越是规律，女性身体中的激素分泌水平越恒定，与其有关的生理反应也会越来越稳定。

每个星期做爱1次，能将月经周期调节至29天，维持5天，此为保持女性生育能力、内分泌健康之最佳周期。温尼·佛雷德·卡特勒博士之调查研究发现，若性爱频率低于每个星期1次，效果欠佳，甚至不如完全不做爱；如果高过这个频率，适度便可利于女性生理健康。既然每个星期在床上花20分钟甚至1小时做爱，即可得到子宫之健康，何乐而不为呢？

2. 吃些能温暖子宫的饮食

对子宫危害最大的就是寒冷，多数女性都或多或少有些体寒，表现于皮肤上就是干燥无光，而食物是导致体寒的重要诱因之一。

如果你偏爱冷饮，体温就会下降，子宫也会因此而不舒服。即使工作忙碌之时，也应吃些温热食物，如姜茶、红糖水等，这些均可温暖子宫。若你常常四肢冰冷，并且伴随着痛经，绿茶应少饮，生冷寒凉之品应少吃。

畏寒的子宫会导致代谢不畅，代谢不畅的女性大都缺乏蔬菜内含的一种酵素，虽然生鲜蔬菜有些冷，不过可以产生酵素，提升人体新陈代谢速度，提升体温。

3. 必要的暖身护理

现在的女性大都在办公室工作，冬暖夏凉，在夏季，办公室开着空调很容易导致身体寒冷、手脚冰凉，此时进行暖身护理即可拥有美丽的肌肤。

在办公室坐着时，最好远离风口，同时取一个小毯子或一件衣服盖在膝盖、小腹、腰间。

4. 适当的运动助血液输送至子宫内

适当的运动能够有效促进毛细血管血液循环，提升子宫蕴血之力。每天晚上睡觉的时候学着螳螂的样子做运动，能够大大提升子宫力。此运动可预防手脚冰冷，提升肌肤之透明感，甚至能抗老化。

具体做法：仰卧，手脚向上伸直；放松，手脚晃动；整个双臂、大腿都要跟着一起震动，坚持 1 分钟。

二、子宫稍有不适的女性该如何调养

如果子宫健康已经受威胁，在肌肤上初现端倪，尤其是内分泌失调让你心烦不已，此时子宫保养和美容应当同时进行。

1. 排毒

如今，排毒已经成为女性朋友们关注的一大问题，每天上班的时候坐到电脑前，下班后躺在沙发上看电视，每天不是坐着就是躺着，很少有机会运动，很容易将毒素滞留于体内，血液长时间不流动，就会积压于盆腔，盆腔易发炎。其实，只要每天抽出时间走上十几分钟即可顺利排毒，排出身体中的废物，促进人体新陈代谢。

2. 规律睡眠

晚上 12：00 到凌晨 2：00 睡眠可提升机体新陈代谢，除了可以让子宫得到更好的休息，还可让肌肤更加美丽。确保睡眠的充足之后，代谢紊乱、皮脂分泌控制力差、成人痤疮等肌肤问题均可被解决。因此，最少保证晚上 12：00 到凌晨 1：00 时在睡觉，每天坚持，即可促进子宫健康和肌肤美丽。

3. 平衡内分泌

从中医的角度上说，与子宫健康关系最密切的为肝、脾、肾，如果你容易出现成人痘，属内分泌失调类型，则应当"补肾健脾"，对性调理滋补方，或通过饮食来调养，此时可吃些马铃薯、紫薯、山药、栗子等有补肾健脾之功的食物，偶尔可用这些食物来代替主食，或在三餐中配合吃一些，对健康大有帮助。

4. 适当按摩

子宫力变弱，肌肤也会跟着变差，表现出浮肿和暗沉。此时可以通过适当的按摩方法调节自己的代谢能力。

提高下降的代谢时，应当拥有愉悦的心情，按摩与精神调节同步进行。每天对着镜子微笑，能够给大脑发送指令。微笑可消除肌肤问题。自己告诉自己要"变漂亮"。

可以用按摩乳膏来代替高级化妆品进行按摩，按摩以前，将手握到一起。左手在下、右手在上握到一起，手指交叉，这样能够提高手之温度。轻揉耳朵，之后感觉将耳朵眼都拉大一样向外拉，在我们的耳朵周围集中了淋巴结，可消除浮肿，此外，"阔耳"还能让你的心情更积极。"轻揪"将信号送至肌肤深处，用食指、大拇指指尖揪住脸颊，尤其是鼻唇沟较明显的女性，沿线条由下到上揪。眼睛下方也得"揪"。"轻揪"可改善眼下方浮肿、下垂，为肌肤深处消失活力的皮肤组织输送"刺激"信号，让其活性化。"揪"眼尾一侧，平常不涂抹眼霜则无法护理的眼尾，可通过"轻揪"达到美肤效果，能避免老化废物之积攒，还可消除烦人的皱纹。"手掌按摩"能让面部线条更清晰，双手手掌包住脸颊，让其向上抬，想象自己理想的面部线条，维持30秒，双手放到下颌至颈部。边按压边打开喉咙，刺激甲状腺，提升整体新陈代谢。如果脸上有松弛皱纹，可将食指和中指呈V字形夹嘴角，有意识地将肌肉向斜上提拉，除去面部浮肿。重置眼睛下方皱纹记忆，边拉眼尾，边用另一只手食指按摩眼下方，由眼角到眼尾。让脸庞变得快乐，用大拇指指肚按压眉下方，按压时感觉到的异物即为"感情粒"，通过按压即可将其变小，用食指、大拇指抓住眉毛，眉毛最易僵硬。用食指、大拇指慢慢将其抓起，放松按摩，即可有效缓解精神压力。

三、子宫健康水平低下的女性该如何调养

若你此时子宫健康已出问题，而且因此患上妇科疾病，应当积极治疗，并且改善生活习惯，即可让子宫重回年轻态。

1. 泡澡

泡澡可提高子宫力，配合一些运动，可加倍出汗、代谢，让子宫中的血液循环变得更为迅速。选择较温的水和自己喜欢的浴剂，配合下面这套动作。

腹部用力，收紧腹肌，倾斜坐于浴缸中，之后将后背离开浴缸，上半身姿势不变；靠着浴缸做下一个锻炼，双臂放于浴缸边上，两条腿分别向上抬45度，膝盖尽量不弯曲，重复此操作4次，可锻炼腹肌和背肌；双腿并拢，一同向上抬起斜上45度，保持此姿势，膝盖尽量不弯曲，重复4次，注意手要抓住缸边。

如果你想提升肺活量，可在盆中放好温水，直接将脸放进水中憋气。会感受到全身变热。

泡澡的时候身体较柔软，可尽量伸展两腿，上半身前倾，柔软后背、腹部肌肉。重复做4次；双腿呈弯曲状，手臂稍稍抬起，上半身缓慢左右扭动，重复此操作4次；双手朝浴盆外碰不到墙的方向抬起，盘腿而坐，保持此姿势，深呼吸，尽量伸展手臂，这样呼吸起来就会越容易，重复此操作4次。

2. 告别不正确的性生活，同时定期做体检

很多男女做爱以前都不洗澡，实际上这种做法对女人来说危害很大，不洁的性生活可能会导致阴道炎、宫颈炎、宫颈糜烂、输卵管炎症等。虽然很多人并不将这些感染放在心上，实际上它们是外阴癌、阴道癌、宫颈癌、输卵管癌的诱因。此外，常常在经期、产期性交也易诱发宫颈癌。因此，清洁、节制的性爱就是在对子宫健康负责。此外，定期体检也非常重要，因为有些严重的妇科疾病初期发病没有症状，只有体检才可被发现。

3. 疏通经络，还子宫卵巢健康

从中医的角度上说，子宫既是生殖器官，也是内分泌器官，它的健康与否决定着女人是否有"女人味"。中医理论认为，人体任脉、督脉、冲脉之经气都起于胞宫（即子宫和卵巢），由此我们也能推断出子宫对于女人来说的重要性。

每天 17：00 ~ 19：00 时，用力按揉每条腿上的三阴交穴（位于小腿内侧，脚踝骨最高点向上 3 寸处），各 15 分钟，可保养子宫、卵巢，促进任脉、督脉、冲脉畅通。气血畅通之后，不但可以远离妇科疾病，还可拥有白里透红的肌肤，促进睡眠，让肌肤紧实而有弹性。

4. 补钙也是补子宫

一项研究表明，钙不但能维持肌肤弹性、年轻，还可促进子宫健康。美国科研人员发现，每天摄取高钙食物可降低卵巢癌的发生概率。调查结果显示，每天摄取高钙食物的女性比钙摄入不足的女性患卵巢癌的概率低46％。奶酪、牛奶、豆制品中钙含量丰富，可每天摄入适量。

小心你的子宫变成了“寒宫”

胞宫是人体的神秘、神圣之所，它掌管着新生命的孕育过程。将男子阳刚之精的种子播撒于女子阴柔的土地上面，阳精和阴精结合，生出儿女。女人投入全身心滋养这颗种子，与新生命共同体验孩子成长的喜悦。

如今再提起生儿育女不会有人再觉得有什么危险了，可过去却称这个过程为“鬼门关”，有时候女人甚至会为了要孩子而丢掉自己的生命。

现在很多女人选择剖宫产，不用再担心难产和自己的安危，可却面临着新的问题——女性怀孕一两个月之后孩子停育，这是怎么回事？

近年的临床观察发现，不孕、胎儿停育的女性有很多，而阳气不足是主要原因。也就是说，受精卵、精子和卵子，以及伴随着的不孕不育现象已成为女性朋友们不得不面对的问题。

中国有句古话：“不孝有三，无后为大。”在过去，不孕的女性是被看不起的，甚至会因为不能生育而被休掉。现代社会虽然对子嗣没有那么多的要求了，但绝大多数的家庭还是希望有儿女相伴的。

子宫是女人的重要部位，丧失生育功能预示着内部机能受损，或为先天缺陷。那么为什么会有这么多的女性丧失生育能力，一而再再而三地滑胎、停育、死胎呢？

肾阴和肾阳支持着子宫的发展，肾阳不足为导致胞寒的主要原因，在《傅青主女科》一书之中记载道：“夫寒冰之地不生草木，重阴之渊不长鱼龙。今胞胎既寒何以受孕？"这句话的意思就是说，寒冷、阴森、没阳光和温暖之处寸草不生、鱼龙不长，既然顽强的草木都不得生，稚嫩的生命更是难以生存下去了。

过去的女性多病主要为营养不良所致，而现代女性多病多为过食寒凉、辛辣之品耗阳伤阴所致。从中医的角度上说，单纯肾阴不足的女性不多，更多的是阴阳两亏，因此，不孕的女性中，宫寒不孕、阳虚停育所占的比例较大。

子宫是否寒冷可以从细节中看出来。比如，有的女性面色不好，苍白或暗黄，脸上总好像蒙了层灰，不红润。小腹常常冰凉，这种凉由内而外散发出来，即使在夏季，小肚子也是凉的，这样的女性稍微着凉就会腿凉、闹肚子，冬天更是手脚冰冷。还有个明显症状是经水后期、经色紫黑、有血块，平时易腰酸腿软。

由此我们不难看出，肾阳虚时子宫的显著表现就是温度降低了。我们一直将子宫比作土壤，可如果这块土壤养分、水充足，却始终得不到太阳的温暖，又如何培育出好的"胎儿"呢？这里的太阳就相当于女性体内的肾阴和肾阳，只有它们平衡、稳定，子宫才健康，才能正常生育。一旦肾阳不足，即体温不够，肾阴亏损，子宫则"寒"而不孕。生命力强的胎儿尚且能存活一段时间，长出胎芽和胎心，可步入生长肝肾的时期，胎儿的能量就会不足，会由于母体能量供应不足而停止发育、死亡。

子宫周围有很多细小的经脉，被称之为胞络，直接和肾脏相通，接收脏器传给子宫的能量，因此有"肾主胞宫"之说。

这些胞络会形成小气场，在胎儿成长的过程中将其"托举"住，为其提供温暖和能量，让他于子宫内茁壮成长、发育。这些小气场能不能变旺要依靠肾气，阳气充足与否直接影响胞宫胎儿巢穴之安全。

带脉穴，改善女性宫寒血亏

宫寒，即子宫寒冷，不过从中医的角度上说，宫寒除了包含着子宫之外，还包含着女性的生殖器官，如卵巢、输卵管等。有句话说得好，气血主宰人体命脉，关系着身体各个部位的健康状况，一旦气虚血虚，气血之运行就会受阻，进而导致女性宫寒。

通常情况下，宫寒的女性朋友会表现出以下症状：

1. 身体发胖

气虚血亏的女性很容易气血运行不畅，身体中的毒素无法及时排出体外，多数女性认为发胖是进食过多所致，其实不然，很大一部分女性是由于气虚、气血无法到达子宫，导致子宫热量不足引发的。为了让身体机能顺利发挥，小腹就会生出脂肪保护子宫，子宫越是寒冷，就越需要囤积脂肪，进而诱发肥胖，这种肥胖不仅仅是某个部位肥胖，而且还伴随着气短乏力、失眠多梦、经量减少、不排卵等症。

2. 发生痛经

痛经为气血瘀滞、运行不畅所致，经血无法排出体外，瘀滞于身体之中，时间一久，就会凝结成块。血块瘀堵于身体之中，就会产生疼痛。只有调和气血，确保气血之通畅，瘀堵消，才可远离痛经。

3. 手脚冰冷

手脚冰冷主要为气血两虚所致，因为气虚、血虚，导致气推动力不足，血液运行不畅、血液量不足、血液循环变差，不能将血液供应至身体末梢。

对于宫寒的女性朋友来说，带脉是首选穴位，它和我们身体中的其他经脉不同，是横向的。它总束纵行脉，固护腹腔器官。不过多数女性并未意识到它的重要性，平时想吃什么就吃什么、身着露脐装、所睡的床太过柔软、非专业按摩等，导致带脉失去平衡，诱发多种疾病。

由双脚向上，共10条经络经过带脉，同时受带脉约束，因此，每天晚上用热水泡脚，经脉即可运输充足的热量和气血至带脉，以保养带脉。

在此提醒女性朋友们注意，带脉是非常怕冷的，若寒气袭体，在身体中越积越多，就会使得带脉失调，也就是说，即使穿得很多，可仍然手脚冰冷，而且会痛经。

女性朋友们可以通过艾灸的方式来调养带脉穴，进而改善由于带脉受寒而出现的不适症。每天晚上睡觉以前，切一片姜放到肚脐上，之后进行艾灸，效果是非常不错的，但是提醒女性朋友们注意，带脉上是不能拔罐的。

常喝补血茶，防治子宫内膜异位

子宫内膜异位为常见的妇科疾病，会导致经痛、骨盆腔疼痛，甚至诱发不孕，通常情况下，气虚血瘀的女性易罹患子宫内膜异位，在医生诊断出此证之后可选择适合自己体质的茶来饮用。将药材包入纱布之中，之后放入锅中，倒入1000毫升清水熬煮即可。

1. 气虚型有气无力

门诊之中此类体质的患者占 4 成之多，经常会伴随着头晕疲倦、面色苍白，经量时多时少、经痛等症。多数气虚型患者为久坐少动的上班族女性，由于坐着时身体气流不通顺，就会在女性子宫卵巢上表现出疾病，可服太子参等药材补中益气。不过患感冒的女性不能喝。

具体配比：太子参、麦冬各 11 克，五味子、炙甘草各 2 克，当归 6 克，川芎、木香、泽兰各 7 克。

2. 血虚兼气虚

血虚患者通常兼有气虚之症，常见症状：贫血头晕、面色苍白、怕冷、心悸，若贫血体虚，易导致血液循环不畅，发病概率会上升，此时除了要服用补血药材，还应当添加炒白术等补气虚药材缓解症状。腹部易胀气的女性不宜饮用。

具体配比：熟地黄、炙甘草各 2 克，鸡血藤、炒白术、五灵脂各 7 克，川芎、当归各 11 克。

3. 血瘀型血滞不顺

此类体质的女性大概占 2 成，主要症状为：唇色偏红或偏白、手脚酸麻、生理期经血量大而有血块。由阴虚阳亢致气血逆乱，血流不顺畅而瘀，生活中应当避免吃冰冷食物，以免血瘀更加严重。不过经常腹泻的女性不宜饮用。

具体配比：当归、木香、香附、元胡、泽兰、五灵脂各 7 克，炙甘草 2 克，川芎 13 克。

4. 阴虚型女性

阴虚型女性通常为工作劳心劳力、损伤体质所致，此类女性易并发妇科疾病，有经痛、口干舌燥、面色暗沉、皮肤干燥等症，应选择甘寒药材，如用熟地黄、生地黄滋阴润燥。胀气、消化不良的女性不宜服用。

具体配比：熟地黄、生地黄各 2 克，当归 6 克，川芎、麦冬各 11 克，枸杞子、泽兰、五灵脂各 7 克。

5. 肝郁型郁闷烦躁

肝郁型也为气滞郁闷型，会有经痛、胸闷、叹气、睡眠质量下降、情绪低落等症。长时间抑郁、睡眠质量不佳而肝气不疏，气不顺出现血滞的女性会烦躁，应当用柴胡、香附等药材疏肝解郁。口干舌燥、体质燥热的女性均不适合饮用。

具体配比：柴胡、郁金、香附、川楝子各 7 克，当归 5 克、川芎 11 克、炙甘草 2 克。

桂枝茯苓丸，清热补血治肌瘤

子宫对女人来说有多重要在前面的章节之中已经提到，因此，对于女人来说子宫的保养、护理是非常重要的，子宫既重要又脆弱，容易发生多种疾病，不过如果我们平时多加注意，很多和子宫有关的疾病都是能被预防的。

子宫肌瘤是一种常见的容易发生于女性身上的肿瘤，属中医"癥瘕"、"石瘕"之范畴，多为血瘀化热所致。肌瘤较大的话，最好通过手术将其切除，如果肌瘤较小，可以通过中药进行保守治疗，以免其再度长大。

我常常会为血瘀化热而致子宫肌瘤的女性推荐桂枝茯苓丸，此方出自《金匮要略》，用其活血化瘀、缓解瘕块。不过此方剂只适用于血瘀化热导致的子宫肌瘤。此类型子宫肌瘤主要为长时间月经先期，经量增多，导致气血两伤，冲任不固，诱发子宫内瘀血潴留。瘀血内结的时间久了，就会耗伤身体中的大量气血，导致虚热内生，逐渐积累，患上子宫肌瘤。因此，治疗的过程中应当活血化瘀、清热软坚，并且还可补养气血、调补受损的冲任。

下面就来为女性朋友们具体介绍一下桂枝茯苓丸的做法：桂枝、茯苓、牡丹、桃仁、芍药各等份，再加些有养血清热之功的药物，此药效果虽然不错，不过应当严遵医嘱，不可擅自服用。

中医认为，子宫肌瘤为七情内伤、脏腑功能失调、气滞血瘀所致，西医认为子宫肌瘤和内分泌失调有关，不管是那种原因所致，都源于不良的生活习惯。因此，为了防止子宫肌瘤的发生，应当规律自己的生活。

不过提醒女性朋友们注意，活血化瘀并非短时间就能实现的，不能太过着急，女性对自身调理的过程应当有耐心，药物辅助方式应当遵循对症下药、循序渐进的原则。

菖蒲止血丸，止消瘀血停恶露

恶露，即产妇分娩之后子宫蜕膜脱落的部分，尤其是胎盘附着物处脱落的蜕膜，内含血液、坏死蜕膜等组织。通常情况下，产后3个星期之后恶露就能排干净，若超过3个星期仍然淋漓不尽，就是恶露不止。

恶露为新妈妈完成人生重大任务后最先面临的困扰，虽然这个时候生产的过程已经结束，不过残留于胞宫之中的余血、浊液仍然会在一段时间内逐渐排出体外。

恶露的产生主要为脏腑之血生化而成，注入冲脉，其实是产后恶血、废血。女性分娩之后，只有将恶血排出去，身体中的新血才可得到滋养，顺利运行于体内。若脏腑失调，气血失养，致使冲任不通，则导致恶露过期仍然淋漓不尽。

恶露不尽多为血热、血瘀所致，特别是血瘀导致的恶露不尽最为常见。因为血液而出现恶露不止的女性可取马齿苋煎汤，效果非常好。因血瘀而恶露不尽的女性可选择蒲黄。

朋友生产过后发生了恶露淋漓不止，她打电话告诉我，自己已经用了一段时间的西药，可是没有效果，而且长时间服西药她也担心会影响到正常的哺乳，后来到医院做了清宫手术，本以为这样就干净了，可没想到恶露仍然没有止住。她问我有没有什么有效的中医中药疗法。我让她抽空到我的诊所来一趟。

朋友来了之后，我给她做了一些检查，发现她的舌体紫暗，舌尖上有瘀点，脉弦涩、有力，为血瘀之象征，而且她的恶露之中含血块，并且她告诉我，每次排恶露的时候都会感到滞涩，小腹非常痛，稍微用手按都会觉得痛，平时腰酸腿痛，生活大大受影响。

很明显，朋友出现的为寒凝成瘀所致的恶露不尽。我为朋友推荐了蒲黄止血丸为其治疗疾病。此方子由蒲黄和醋构成。

此方之中的生蒲黄有化瘀止血之功，擅长涩敛止血，适合各类出血病症。《本经》之中提到，蒲黄"主心腹膀胱寒热，利小便，止消瘀血"。

现代药理学研究表明，蒲黄能提升产后子宫收缩力，增加血小板数量，缩短凝血酶原时间。因此，用蒲黄来治疗瘀血导致的产后恶露很合适。

第十章

调气色，防衰老，
经络保健是关键

任冲二脉气血通，祛病养颜很轻松

《黄帝内经·素问·上古天真论》中有这样一句话"女子……二七而天癸，任脉通，太冲脉盛，月事以时下，故有子"。可见，女子出现月经初潮，具有怀孕和生育的功能，都是"任脉通"的功劳。

一个女孩从一个 7 岁的黄毛丫头，逐渐成长为一个 14 岁的亭亭少女，这中间的 7 年，就称之为"二七"。"二七"时候最重要的变化就是月经了。在古代，女子在 14 岁左右就会初潮来袭，只要一个女人来了月经，那么就代表着成熟，这个时候，女子就要把头发盘上去，媒婆就知道，这个孩子已经算长大了，成熟了，可以定亲了。

不过，想要身材健美、面色娇艳，那么就要好好对待身体中最重要的一条脉络——任脉。"二七"的女孩只有任脉功能正常的时候，才会有生育的能力。

任脉是奇经八脉之一。它起源于小腹部位，下出会阴，向上会经过阴毛部位，沿着腹内，一直向上经过关元穴，直到咽喉部，然后再经过面部，到达眼睛的下面，是一条经过人体前面正中的那根线的脉络。任脉主要管血，总管女人们的生育功能，对于女性的津液和精血都可以起到重要的调节作用。任脉正常，女性的月经规律才可以正常，保证女人能够正常的怀孕生子。如果任脉的气血不顺畅，那么女性就会出现月经不调、小腹胀满、肿痛，严重了甚至会出现不孕不育。

冲脉是人体奇经八脉之一。冲就是要冲的意思，说明冲脉是人体血气中的要冲所在。冲脉也是起源于胞中，下出会阴，并且分成了三支：一支是沿着腹腔前壁，挟脐上行，与足少阴经是并在一起的，分布在胸中，然后向上行，经咽喉，环绕口唇；第二支是沿腹腔后壁，向上走于脊柱内；最后一支出会阴，分别沿股内侧向下走到足大趾间。形象地说一下，冲脉就像是人体中的一根网线，上下连接，接通了身体的各个阴经，从而将身体中的十二经脉全部连接起来，将人体五脏六腑中的气血全部链接起来，所以冲脉也有"十二经脉之海"之称。

当经脉脏腑中的气血不足的时候，冲脉就可以给其进行滋补和补充；当经脉脏腑的血气非常充盈的时候，冲脉又可以起到储藏和调节的作用。冲脉运行的通畅，脏腑功能就会正常。"二七"女孩正是发育的时候，如果冲脉的运行受到阻碍，脏腑气血就得不到正常的供应，人体自然也就不会健康了。

十几岁的女孩，在刚刚来月经的时候，有些女孩子就会出现痛经的现象。中医讲"不通则痛，通则不痛"，痛经就说明了身体中的血气"不通"了，而任冲二脉主要的作用就是调节女性的月经，只要能够保证任冲二脉通畅运行，就可以减轻身体的痛经现象。

还有一些女孩子在来了月经几个月以后，突然就不来了，有的女孩子还会出现月经不止的现象，这些症状在中医中称之为闭经和崩漏。其实，这些症状都是任冲二脉失调所造成的，只要及时进行调解，都是完全可以控制的。

任冲二脉不仅主管月经，还统帅着女子的生殖能力。只有女子的任冲二脉气血旺盛的时候，血才可以下注胞宫，泻下之后才能成为月经，妊娠的时候才能滋养胚胎。如果任冲二脉的气血不足或者是行经不顺畅，女性就会出现不孕不育的症状。可见，任冲二脉对于女性来说是多么重要。

那任冲二脉需要怎样调理呢？

在女性们的任脉上有一个非常重要的穴位叫石门穴。石门穴是任脉上一个很重要的关卡，它可以把任脉中经过的那些寒湿之气阻挡在外面，只让温热的水汽通过人体。这样，任脉就能够血气通畅了，就不会有血瘀的症状了。任冲二脉是相通的，任脉通畅的时候就可以滋养胞宫，从而就可以促进冲脉通畅。石门穴的位置是下腹部，任脉上，脐下两寸。可以将右手的中指微微弯曲，然后用第二个手指节在肚脐下量出大约 2 个指节的长度，所得的位置就是石门穴。按摩时，要先将右手的手掌横放在石门穴上，然后将左手轻轻地叠放在右手的手背上，一直向下推到毛际的地方，如此反复推按多次，一直至小腹温热的时候为止。按摩石门穴，能够让任冲二脉中的气血顺畅地运行，从而让胞宫温暖，可以改善女子月经不调、崩漏、痛经等生理问题，另外，按摩石门穴还可以滋补肾气。

经常按摩任冲二脉，就可以打通身体中的经络，保持身体的阴阳平衡。它们的功能就像是一个个连通着很多按钮的多功能纽带，如果是妇科方面，那么就要多按肚脐以下的穴位；在肠胃方面，要按压肚脐以上，胸以下的部分；美容方面，那么就要多多揉按脸部；情绪方面，也要多按胸以上，脖以下的部位。每天坚持按压 30 分钟，那么就一定会有想要的效果。

我有一个好朋友是晚婚晚育的女人，快四十岁了才要孩子，如她所愿，很顺利地生了一个小女孩。今年，小姑娘正好上了初中，本来在小学，她是一个成绩非常好的女孩，但是一到初中就有点不适应了，有时候为了一点事情就会跟同学发生口角，时间一长，谁都不想跟她玩了。她自己经常会独来独往，经常生闷气，心里不是很痛快。每次一回到家就会跟妈妈抱怨，说自己的胸口总是堵得慌，有些时候还会莫名其妙地发脾气。

一开始，妈妈觉得这个孩子是因为青春期，因此就没怎么理她。后来，有一次在跟我的电话中聊到这件事，我告诉她，若是觉得心里堵得慌，那么就可以用"推心置腹"的方法。胸闷，主要的原因就是气血瘀滞在胸腹，不够通顺，但是经过这个"推心置腹"的方法，瘀滞的气血就可以得到消散，任脉通畅了，自然也会变得神清气爽。

但是这个"推心置腹"要如何做呢？那就需要按摩膻中穴。膻中是任脉上一个非常重要的穴位，对于促进身体中的血脉畅通有很大的帮助。中医上有一种说法，叫作："膻中者，为气之海。"如果把任脉比作是中轴线，那么膻中穴就是这个中轴线上面的金銮宝殿。在这个宝殿上，还有另外的一座宝殿，那就是心包经。膻中穴是任脉的生气源泉，最主要的作用就是保养精气，护卫心主。但是，如果膻中病变，膻中穴就会出现压镇。膻中穴还是心脏的使者，掌管人的各种心情，只有膻中穴行气通畅，女孩子才可以情绪正常，否则就会出现上面讲的小女孩生闷气的现象。

所以，对于"二七"的女孩子来说，只有任冲二脉气血畅通，才能够保证精力旺盛，开出美丽的花朵。

养阳益气三阳脉，保护容颜不衰老

《黄帝内经》说，女人"六七，三阳脉衰于上，面皆焦，发始白"。

前面说"五七"的女人是"面始焦，发始堕"，那么"六七"的女人则是"面皆焦，发始白"。你瞧瞧，这7年之间，女人的变化是多么可怕。

有句话叫"男人四十一枝花，女人四十豆腐渣"，它一针见血地反映出了男人和女人"进化"过程的明显差别。不过，在我看来，会保养，懂保养的女人，到了40岁才真正散发迷人的魅力。

40岁的女人，是骄傲，是世间的珍品，像封藏得恰到好处的酒，如茅台的芬芳，不饮闻之即醉，人生的感悟都精粹成了透明的清冽，入口醇厚，圆润爽喉，绝对不是20多岁女人那般尖锐，不懂风情。不过，这坛酒也要保存得好，别忘了盖盖子，跑掉了酒香。对于女人来说，阳气就是醉人的酒香。

我时常听我身边的朋友说，这人一旦进入了"四十"，脸色暗淡发黄的速度就会加快，头发也变白了，常常是这个月刚把头发染好，下个月又长出白头发了。最可怕的是，手脚冰凉，秋天天气稍微转凉一些，手就冻得发紫。其实，这都是阳气不足的表现。

三阳脉实际上是手三阳和足三阳这六条经脉的合称。这六条经脉是六腑的经脉，除了我们前面说过的手阳明大肠经和足阳明胃经外，还有手太阳小肠经、手少阳三焦经、足太阳膀胱经和足少阳胆经。可见，六腑的功能衰弱使女人老态毕露，要想拯救衰老的容颜，女人就要调理好六腑，调养好三阳脉。

如花的容颜，恐怕是40岁女人最想留住却怎么也留不住的东西。但是，如果掌握一些小方法，说不定年轻5岁也不是什么问题。

我上学那会儿，班上有很多女同学，毕业后大家做着各自的行业，有的是上市公司的老总，有的则是菜市场上的小商贩。有一年聚会时，我的同学带来了一个"大姐"，说是她的得力助手，而且还是一个学校的。这位"大姐"看上去像大姐，其实年纪比我同学还小5岁，却苍老不少。据说，她长期出差，加班熬夜，制作方案，有时讨论到凌晨两三点，可以说公司能有今天，她功不可没。听她这么说，我们都笑她，应该给她的助手颁发一个"最佳劳模奖"。同学笑着说，有付出就有回报，"劳模"这是肯定的了。

一个星期后，我到批发市场采购办公用品，无意间见到了一个很眼熟的面孔，壮着胆子聊上几句后，发现竟然是我的大学同学，她在这里当起了小老板。可我看，这小老板还真当对了。虽然她是 40 多岁的人了，但是气色很好，脸上红光满面，除了眼角的鱼尾纹外，几乎没有什么皱纹，皮肤也不松弛。如果不是和她认识的话，根本不知道她已经是 40 多岁的人了，看起来顶多也就 35 岁。但事实上，她的儿子已经 16 岁了。

看到这样的气色，我也不禁羡慕起来，忙问她用的什么保养品。她说，我哪有用什么保养品，什么都没有抹，冬天也就抹那种一块多钱一包的郁美净，其他三季都不抹。我又问，那你的皮肤怎么保养得这么好？她想了想说，大概和她常搓脸有关。

她这么一说，真是一语惊醒梦中人。中医认为，面部聚集了人体的许多重要穴位和经脉，三阳脉就在面部有分布，尤其是足阳明胃经几乎密布在人的面部。按摩这几条经脉，能够通经活络，对于促进六腑的气血流通有利。只有气血流通，身体才能更好地消化和吸收营养，排泄废物。人自然就容光焕发，脸色好看，还能预防皱纹产生。这个小老板每天早晚的必做功课，就是双手多搓至热，然后双手捧脸，沿下颌、嘴唇、鼻子、前额、两鬓、面颊的顺序反复摩擦至面部发热为止，动作要轻柔舒缓，速度均匀。

三阳脉除了分布在脸上外，还分布在手和脚上。闲来没事的时候，两手相对，稍稍用力，拍手至两掌有温热感为度。每天还要用热水泡脚，轻轻按摩自己的足底。如果觉得哪个位置有压痛，很可能是经络气血瘀滞造成的，经常按摩，疼痛可以消失。

除了容颜变焦外，头发变白也是这个时期一个重要表现。其实，不管是脱发，还是头发变白，都只是表象，其根本原因还是和你的脏腑气血有关。中医认为，心主血脉，肝藏血，而发为血之余，所以头发和心、肝的关系密切。如果心和肝气血不足，人的头发就会变白脱落。另外，中医认为"肾其华在发"，头发生机的根源在于肾。人年轻的时候肾气旺盛，所以头发浓密繁盛，而到了老年肾气不足，头发就会枯黄脱落。

所以，与其说保养头发，不如说是保障脏腑的气血充足。方法有很多，比如多吃一些果仁类的食物，多吃新鲜的蔬菜水果，少吃油腻煎炸的食物。在这里，我推荐大家一个头发不白的秘方——每天吃两勺炒熟的黑芝麻。我老家有一位老太太，80多岁了头发还照样乌黑，气色也很好，一点也看不出老态龙钟的样子。她的秘方就是每天都吃炒芝麻，芝麻是自己家地里种的。她从30多岁的时候就开始吃，50年如一日，才有今天的成效。如果你在吃芝麻的同时，再吃几颗核桃，效果会更好。

人上了一定年纪就会很怕冷，特别是女人。这是因为随着年龄的增长阳气流失了。阳气就像天空中的太阳。太阳能带来光明，照耀万物，而阳气能够滋养身体，带来力量。小孩子的阳气就特别足，即使是冬天也能在外面玩很久，一点也不觉得冷。我奶奶常说"小孩身上三把火"，冬天别给孩子穿得太多，捂得太多反而会出问题。而大人就不一样了。很多40来岁的女人会有怕冷、懒言、身倦、消化不良、食欲不振等情况，这都是阳虚造成的。

中医认为，阳虚而生外寒，阳虚患者最主要的表现是怕冷、四肢冰凉。这类患者可以多吃一些温补的食物，多喝具有补血益气功效的桂圆红枣汤。到了冬天，可多吃当归羊肉汤。你别小看这道菜，其实它是一道药膳。羊肉是温热的食物，有很好的补肾养阳的作用，而当归有活血的功效。二味同煮，能够活血补血，养阳益气。

平时，你也别老待在家里，多出去活动活动，游山玩水，哪怕是晒晒太阳，也对身体有帮助。晚上回到家里，请你的老公给你敲敲背。"腹为阴，背为阳"，经常敲背能够促进背部气血流通，对于生发阳气十分有利。敲背时，可稍加用力，以背部肌肉不感觉痛为度。

回过头来，看看我的两位朋友。一位虽然是上市公司老总的得力助手，但容颜憔悴；一位虽然只是一个小小批发店的老板，但气色很好，看起来也年轻不少。如果是你，你会怎么选择？

有一天，在杂志上看到这样一句话："年龄只是上帝与女人开的一个玩笑"。我觉得很对。一个女人，可以没有美貌，但要有让自己变美的心思；可以没有好的家世背景，但要有自己的分量；可以没有昂贵的衣裳，但不能没有整洁的模样；年龄可以增长，但向往美的心不能衰老。

"六七"的女人，人生已经过去一半了，趁着老人都还健康，孩子都已逐渐自立，难得闲暇的好时光，好好爱自己吧！

时常按揉三阴交，肌肤紧凑皱纹少

三阴交是脾、肝、肾这三条经络相交汇的穴位，它具有补气补血，强身健体，去皱纹，延缓衰老等功效。常揉三阴交，终身不变老。

我大学有个学妹叫小李，当年她曾经是一个风靡全校的美女，然而偏偏她的醉翁之意不在美男，而在事业。毕业了没几年，她就已经当上了一个外贸公司的董事长，然后就常常在国内国外飞来飞去。特别是有了孩子之后，由于长期的生活饮食没有规律，再加上身体的劳累，她发现自己脸部的皮肤变得很松弛，尤其是眼角和脖子，出现了很明显的皱纹，她用了很多国外的高级化妆品，不过都没有效果。

有一天，正好我要去她公司附近办一些事，于是就约她下来喝杯茶。我单独一个人坐在茶馆里面等她，而直到她坐到我面前时，我才发现在我眼前的这个女人确实是苍老了好多。她见到我的第一句话就问我，"你一定要告诉我，如何才可以让自己年轻一些。实不相瞒，不仅是脸上的皮肤变得松弛了，就连胸部也开始变得下垂了。"听她说完之后，我就忍不住了，都已经是四十多岁的人了，皮肤变得松弛真的可以说是再正常不过了。然而她却说，你去看看人家张曼玉和赵雅芝，都已经是五十多岁的人，现在的脸还是紧紧的，完全没有松垮下来，还是和年轻时一样漂亮。

我跟她说，其实你也能变得和她们一样年轻，但问题是你能不能放下你的事业呢？她一点也不犹豫地说："能！我已经请好接班人了，现在就是想让自己修身养性一段时间。"我说："那很好，首先，你的饮食一定要保持规律，然后，就要多多地和你的身体进行亲密接触。每天晚上大约9点，三焦经当令的时候，分别按揉20分钟左右腿的三阴交穴，就能够达到健脾的效果。如今的人皮肤松弛得快，主要原因还是饮食没有节制，喝酒没有节制，脾伤了，自然脸部松弛就会变得非常明显，老态也就骤然显现。只要坚持按摩几个月，你就会发现皮肤会有很大的改善。"

三阴交是脾、肝、肾三条经络相交汇的穴位。在这之中，脾化生气血，统摄血液。肝藏血，肾精生气血。只要女人的气血足了，那些月经先期、月经后期、月经先后无定期、不来月经等统称为月经不调的疾病自然都会消失。而且其实女人脸上长斑、痘、皱纹，都与月经不调有一定的关系。

除此之外，按摩三阴交还有着保养子宫和卵巢的作用。对女人们来说，子宫和卵巢的作用可是无与伦比的。人体的任脉、督脉、冲脉这三条

养生先养气，养颜先养血

176

经脉的经气都同起于胞宫（子宫和卵巢）。在这之中，任脉主管的是人体全身之血，而督脉主管人体全身之气，冲脉则是所有经脉的主管。每天晚上 5 ~ 7 点的时候，肾经当令之时，使劲按揉每条腿的三阴交穴各 15 分钟左右，从而促进任脉、督脉、冲脉的畅通，就可以保养子宫和卵巢。女人只要气血畅通了，面色自然就可以变得红润、白里透红，而且睡眠踏实，皮肤和肌肉也不会松垮。

听我说了那么多，小李问道，"三阴交在哪儿呢"？三阴交穴的位置在足内踝上 3 寸的地方，首先要找到足内踝，就是足踝部鼓起来的那块骨头，然后再紧贴这个骨头，往上移出你的四根手指头的距离，所对应的那个点就是三阴交穴了。用拇指或中指指端按揉三阴交穴，每次 1 ~ 3 分钟，要天天坚持。

小李又问我，"这三阴交穴真的有那么神奇吗"？没错，三阴交可谓是脾经的一个大补穴。脾最大的功能之一就是可以把人体的水湿浊毒运化出去。每天中午 11 点，在脾经当令之时，分别按揉左右腿的三阴交各 20 分钟，就可以把身体里面的那些湿气、浊气、毒素都给排出去。皮肤之所以会出现过敏、长湿疹、荨麻疹、皮炎等毛病，其实都是因为体内的湿气、浊气、毒素在捣乱。只要通过按揉三阴交，就可以把这些讨厌的调皮鬼赶出去，只要坚持，不出一个半月，皮肤就可以恢复光洁细腻，干净无瑕了。

对女人们来说，三阴交更可谓是"健康益友"，它称得上是妇科病的"灵丹妙药"，有些人还把它称为"女三里"。假痛经，只要能坚持每天揉按三阴交，疼痛就会减轻（如果可以配合点按合谷穴效果更好）。因此有痛经的女性可以在来月经前大约一周左右开始，每天花三五分钟按摩一下合谷和三阴交；每天刺激三阴交穴 2 ~ 3 次，每次持续 2 分钟（产生酸胀感）。

"这么看来，从今天晚上开始，我就应该按时就寝，做好按摩三阴交这个功课了。"小李点了点头说。我非常赞同她的这个想法，同时也呼吁广大女性朋友都来参与。

我有位老师是老中医，老太太今年已经七十多岁了，脸上还是一个老年斑都没有，脸皮也是紧紧的，完全没有松弛的现象，皱纹也只有那浅浅的几条，而且她说话声音洪亮，中气十足。每次她出门去爬山，中途从来不休息，一直是一口气爬上去，而且还不太喘气。对于她的保养秘诀，她毫不保留地透露给了大家：要保持心情愉快，饮食清淡，适量运动，睡眠充足，每天按揉三阴交，每条腿的三阴交至少按揉或用经络锤敲打 10 分钟以上。

可以说爱美是女人的天性，所以说活到 70 岁，却依然有 50 岁的容貌，肯定是许多女人所梦寐以求的。如今的日子虽然越过越好，保养的方法也是层出不穷，很多人更是花了大把的时间和金钱，却只能眼睁睁地看着衰老爬上了自己的脸庞和身体，内心充满了无比的愤怒、失望、怅惘。

三阴交是一个具有多功能调节的穴位，是每个人与生俱来的。它既可以帮助我们保持年轻，延缓衰老，还可以推迟更年期，保证女人的魅力。有句话叫"常揉三阴交，终身不变老"，说的就是这个道理。

亥时揉敲三焦经，减少眼角鱼尾纹

女人衰老最显著的特征是什么？答案是：皱纹。那么，面部的什么地方最容易生皱纹？相信大多数女性也能回答出来：眼角。

对于人体来说，眼周围的肌肤是非常薄的，而且非常脆弱，很容易水肿，也很容易长皱纹，并且，皱纹会随着年龄的增长而增加或加深。

很多朋友问我，有没有什么办法可以改善这种现象，减少眼部的鱼尾纹？

我告诉她们，不用购买昂贵的抗皱化妆品、眼霜，每天腾出一小部分时间敲揉三焦经就可以减少鱼尾纹。

那么，三焦经是怎么分布在人体的呢？手少阳三焦经起于无名指尺侧末端，然后，沿着无名指尺侧缘上过手背，处于第4、5掌骨之间，沿着臂伸两骨之间直上，穿过肘部，向上臂外侧上行到肩部，交出足少阳经后面，进入到缺盆，在任脉的膻中穴处散络到心包，向下通过横膈，从胸部到腹部，属于上、中、下三焦。而其支脉，从胸部向上，出盆缺，向上走到颈部，沿着耳后直上，抵在额头，屈而下行面颊部至眼眶下。另一条支脉从耳后进入到耳中，出走耳前，和前脉在面部交汇，到达目外眦，和足少阳胆经相接。

按摩三焦经的方法如下：

（1）沿着三焦经脉络敲击手臂，敲完一遍换手敲击，两侧各敲击10分钟左右。敲的时候一定要能感觉到酸痛感，这样，不但可以调节全身血液循环、增强机体免疫力，还可刺激大脑皮层、放松神经，还可缓解头痛、目痛、出汗等身体不适症状。

最好选择在亥时敲打三焦经，此时手少阳三焦经的气血达到了顶峰，无论是工作还是休息，只要是感到没精神、疲倦，都可以在亥时按摩三焦经，保健调养作用非常好。

（2）用中指点压穴位。搓热双手，然后边吐气边用搓热双手的中指指腹位于眉梢凹陷处的丝竹空穴，力度要适中，以出现酸胀感为宜。按揉这个穴位，可以淡化眼角的鱼尾纹，改善眼睑下垂。

丝竹空穴

加按胃经上的四白穴，可以增强抗皱效果。四白穴位于眼眶下的凹陷处，即向前平视时瞳孔的直线下方，眼眶下缘稍下方可以感觉到一个凹陷，即为四白穴，也称"美白穴"或"养颜穴"，经常按压这个穴位，不但可以抗皱，还能美白。

按摩瞳子髎也能祛除眼部皱纹。瞳子髎位于眼眶外缘 1 厘米处，一边吐气一边按压，每次按压 3 ~ 5 秒，休息 2 ~ 3 秒，重复几遍，效果会更好。

按压鱼腰穴，鱼腰穴位于眉毛正中间，是非常重要的美容养颜穴。按压时，可以紧闭双眼，两手中指按压鱼腰穴至出现酸麻胀痛感，按压 1 分钟左右即可。

鱼腰穴

敲三焦经的方法虽然简单，但是有些问题还是需要提醒大家注意的。敲三焦经时，穴位可以找不准，但循经路线还是要找准的，以为内穴位的运行只是经络上的一个点，也就是气血聚集的地方，即便取穴的时候出现了偏差，只要不错过经络，也可以刺激到经络上的经气，达到想要的效果。所以，敲揉三焦经时没必要找准某个经络，因为整个三焦经上穴位很多，只要按照一定的路线循经敲击，就能够敲到很多穴位，如果偏离了经络，只注重个别穴位，是起不到什么效果的。

这种方法比较适合 50 岁以下过早出现鱼尾纹的人，每天抽出 10 分钟左右的时间按揉或敲击三焦经，两手交替进行，便可起到不错的效果。

但是三焦经的敲击力度、时间、次数都要依据个人的体质进行，体质比较好的人每天敲击 10 分钟就可以了。但是体质较差，工作很累的人，最好闲下来就敲敲三焦经，这样就可以保养好我们的眼部肌肤，远离鱼尾纹的侵扰。

脸上长痘痘，三大穴位帮你忙

女人最关注的就是自己的面部问题，除了想要青春永驻，还希望自己能拥有细致的肌肤，面部没有任何瑕疵。每次一到关键时刻，就忙着对着镜子挤痘痘。可是挤完痘痘留下的疤痕却让女性朋友们愁皱了眉。那么究竟怎么做才可以既让痘痘消失，又不留下疤痕？

有一段时间，外甥女一直为自己脸上的痘痘苦恼，掐的整张脸都红了。我给外甥女看了看，原来是上火、血热所致。我给她推荐了几种穴位按摩的方法，效果还是不错的。

一、合谷穴

穴位位置：合谷穴位于大拇指和食指虎口间，拇指食指如同两座山，虎口像山谷一般，因而得名合谷穴。

按摩方法：若是按摩左手，最好用右手去按摩，右手拇指屈曲垂直按到合谷穴上，做松弛按压，每分钟按摩 30 次左右，按摩的力度要强些，至穴位上出现酸、麻、胀等感觉。

二、肝俞穴

穴位位置：采取正坐或俯卧姿势取穴，此穴位位于背部脊椎旁，第九胸椎棘突下，左右二指宽处。

按摩方法：双拇指分别按压到双侧肝俞穴上，做旋转运动，力度由轻到重，直到不能承受为止，每次持续按摩 10 ~ 30 分钟。

三、三焦俞穴

穴位位置：三焦俞穴位于背部，腰上系好腰带，腰带刚好位于左右腰骨上，以线连接左右腰骨最高点。这条线刚好通过第四腰椎，之后从此骨向下第二凸骨，也就是第二腰椎骨，第三个凸骨为第一腰椎骨，三焦俞穴位于凸骨的中央处，向左右各二指宽的地方。

按摩方法：间接灸或线香灸都非常有效，连续刺激一个星期左右即可看出效果。

人体是个有机整体，体内脏腑的病理变化会通过不同方式表现出来，若长时间思虑过度、劳心伤神，会引发心火旺盛，额头会生出痘痘，此时要进行适宜的休息；若长期吃辛辣、油腻食物，大量喝啤酒，易脾胃蕴热，进而导致消化不良、口干口臭、便秘等问题，鼻子上会长出粉刺；若平时压力太大，又未能进行适当调节，各种肝郁气滞会随着压力的增大而增大，双脸颊上就会生出青春痘；有的女性朋友下巴上容易长痘痘，尤其是月经来临的前几天，这和月经失调、经前综合征有一定的关系。一句话，痘痘的出现其实就是气滞血淤在向身体抗议。只有找出原因，对症治疗，效果才会更好。

此外，若脸上的痘痘长时间不下去，除了要注意是否存在上述脏腑功能失调问题，还要注意自己所用的化妆品得当与否。若使用的乳液、粉底不合适，或者上妆太厚，毛孔被堵塞会诱发双颊痘痘。

要注意，不能随便相信各种广告中的祛痘产品，因为很多祛痘产品中掺杂着激素的成分；吃药，不过要知道"是药三分毒"，想要美容养颜，治标的同时还要治本，内外兼修，这样才能获得最佳的疗效。

第十一章

补气养血这么吃，
健康美丽到天年

乌鸡骨，气血双补人不虚

女人以血为本，血对女人的一生尤其珍贵，女人一生都要养血。

前段时间一位写书的朋友来到我家，从家乡带来一位 30 岁左右的妇女，自称是他的妹妹。可一进门我就发现这位所谓的"妹妹"比我这位朋友还老。面色黄而惨白，很消瘦，虽然见到我之后，强打起精神，但是我知道她应该是平常自感很累，非常没精神的人。我把他们让进屋子，就开始给这位"妹妹"诊治起来。

我问她哪儿不好，她说："没精神，也没胃口，时常有头晕眼花的情况发生。最近一段时间老觉得心悸，睡眠质量也不高，经常无缘无故失眠，有时还有手足发麻的情况发生。月经很少，几乎快绝经了。"

接着她又说："我自从生完老二大出血以后，就一直不舒服，已经看过很多医生了，检查说是贫血，吃了补血药也不是很管用，我现在也算是得过且过了，不抱希望了，如果不是我哥，我不会来找你！"说完病人长长地叹了一口气。

一听这话，看来这位患者是对自己不抱希望了，我没吭声，又细细地给她诊治了一番。发现她脉虚细，再打量她一番，面色萎黄，口唇无色，眼睛也灰蒙蒙的。看来是血虚了，得注意补血，综合调理就可以了。我正要开口说她的情况，病人又开口说话了："我最近发现我的眼睛也不好了，看东西看不清楚！气色也不好，别人看我说我像．没魂的人．一样！"

我说："这就对了，因为你血虚，所以视物不清，中医认为，只有血液充足，眼睛才能视物清晰，肤色才能饱满红润。你现在的这些症状都是可以理解的。把血补足了，你的病就好了，你所有的症状就都消失了！"

一听我这么说，病人马上来精神了，问："那我怎么治疗呢？"我说："咱们先开几副药吃，然后我再告诉你一些保养的方法，相信你很快就能好起来！"

我给她开了"人参养荣汤"，方中药物组成有：人参、黄芪、白术、茯苓、甘草、熟地黄、当归、白芍、肉桂、陈皮、五味子等，重在补益气血，安神定志，对于她的贫血兼有失眠、心悸等症状是非常有益的。

然后，我又跟她说："药物调理是一个方面，你一定要注意调心，不要动不动就悲观泄气，要打起精神来，好好吃饭，好好吃药，注意锻炼身体，这样才能治好病呀！"病人点了点头。

接着我又说："你看你在外地，来找我看病也不容易，所以我再给你支个招，你在这儿生活期间，就吃我给你开的药，但是日常饮食则要注意调理。平时常吃补血养血的食物，像菠菜、花生、莲藕、黑木耳、鸡肉、猪肉、羊肉、海参等你都可以多吃。水果可以选择桑葚、葡萄、红枣、桂圆等。尤其要注意多吃乌鸡，这可是个好东西！"

"乌鸡我知道，以前我在老家时，有一朋友也推荐我吃乌鸡！"我的话还没说完，病人就插口道。

我说："是的，乌鸡是很好，历来都是女人补血补气养生的珍品！很多食物只能补血，或者只能补气，但是乌鸡有一个很重要的特点就是补血还能补气。我们中医讲究的是．善治血者，不求之有形之血，而求之无形之气。也就是说，我们补血时，重视补气甚至重过补血。所以临床用药时，依据气能生血，常在补血药中，配以益气之品。就像我给你开的这些药中，补气补血的药都有！而这个乌鸡更是气血双补的美食，所以比我的药还好！药吃多了有副作用，而这个乌鸡，你多吃并没有什么副作用！并且你常吃乌鸡，不光可以补益气血，而且连你其他的一切不舒服的症状也可以治疗，比如没力气，或者你的妇科病，还有就是你的免疫力……都会有所改善的！"

"真的呀！那我以后听你的，多吃！"病人笑道。

我说："吃也要讲究方法，在这里我推荐你一道用乌鸡做的美味，保证你吃了更想吃，还能补血养身！"

"那怎么做呢！你快说！"病人催促道。

"方法很简单：乌鸡一只，约800克左右，红枣4粒、枸杞子20粒左右、花旗参片十几片、参须几条。将乌鸡洗干净后切去鸡头和爪，放入砂锅，加入红枣，枸杞子，花旗参片，参须等，把所有材料放进锅里，加足清水，大火煮开10分钟后小火煮一个半小时，放盐调味就可以了。"

"以后两天吃一只，吃上一个月，保证见效。如果贫血症状治好了，也可以不放花旗参和参须，只放红枣、姜片、枸杞子煲，效果一样好，鸡汤的味道因没有花旗参的味道，会更好一些。并且全家人都可以吃，大补呀！"我笑着说道。

后来这位患者回家后，按时吃药，注意从生活、情绪等多方面进行调理，还按我的方法经常食用乌鸡汤，现在贫血症状已经痊愈了，并且一家人喝乌鸡汤的习惯保留了。据说现在她一家人个个身体倍儿棒，免疫力增强，连70多岁的老婆婆也很少感冒发烧了！

所以想补血养血的朋友不妨试试多吃乌鸡，想增强免疫力，保健防病的朋友也可以多吃乌鸡！因为《本草经疏》中说了："乌骨鸡补血益阴，则虚劳羸弱可除，阴回热去，则津液自生，渴自止矣，阴平阳秘，表里固密，邪恶之气不得入，心腹和而痛自止，益阴，则冲、任、带三脉俱旺，故能除崩中带下一切虚损诸疾也。"可见乌鸡为补血益阴之上品，尤其适合女人一生补益。

红枣，补气补阴悦颜色

从母校毕业几十年了，每当重大节日，比如"毕业十年""校庆"之类的，我都会抽空回去的。记得上次是毕业25周年团聚时，来自天涯海角、各行各业的同学都纷纷来母校报到。

不过，对我印象最深刻的，还是我的恩师张老师，她是一位心态平和，性格随和的老师，每个学生对她的感觉都非常亲切。这次，十年没见了，我特意在人群中找她。没想到，当我的目光正在追寻时，背后被人轻轻拍了一下，一转眼发现是张老师。十年没见，她竟然还是老样子。

我非常惊讶，一个快70岁的人，皮肤还能保养得这么好，红光满面，虽说也长有皱纹，但都是一丝丝的纹路，皮肤没有起褶皱，我连忙问她有什么秘诀？她笑了笑说，哪有什么秘诀，无非是年纪大了，很多事情也看得开了，心情好了，皮肤就不会老化得这么快。我说，不对，你肯定有什么秘诀，喝了什么保养品。很多人性格开朗，皮肤照样起褶皱。她想了想说，可能和我喝了几十年的红枣茶有关，不是有句话叫"一日三颗枣，终身不显老"嘛。

经老师这么一提醒，我犹如醍醐灌顶般清醒。人人都怕老，哪怕七老八十了，还希望自己像天山童姥一样，特别是女人，那么，怎样才能青春永驻呢？秘诀就在红枣中。

红枣，性温，味甘，入脾、胃经。《神农本草备要》说红枣能"补中益气，滋脾土，润心肺，调营卫，缓阴血，生津液，悦颜色。"红枣能帮助十二经络畅通，补气，补阴，对于四肢乏力、惊悸等症都有很好的治疗作用。民间有"五谷加小枣，胜似灵芝草"之说。中医认为红枣可以养血、益气、安神、润心肺、补五脏、治虚损，常将红枣用于补气补血的药方中。

我常说，人之所以活着，靠的就是气和血。而对于女人来说，血就更为重要了。女人天生比较容易贫血，而产妇、久病的人就更容易发生血虚之症。一般表现就是面无血色，并且血虚无以滋养肌肉，所以导致四肢乏力，或者更严重些还会出现咳嗽、气喘等气虚之症。对于一些体质虚寒的女人来说，每天多吃一些红枣，或者是把它搭配其他补血食品一起熬成粥食用，对补血生气是很有益处的。

另据现在医学研究表明，鲜红枣的蛋白质含量较梨高11倍左右，脂肪和糖的含量是梨的2倍，鲜枣含糖量高达20%～36%，比制糖原料甜菜、甘蔗的含量还高。而更重要的是，维生素在红枣的身上安家落户，使红枣一下子光荣起来。

红枣中维生素C和维生素P含量最高，居各种果品之冠。在鲜红枣中，维生素C的含量比柑橘高7～10倍，是苹果的75倍。一般公认柠檬是含维生素P丰富的代表，但和鲜红枣相比，却逊色十几倍。维生素P对健全人体的毛细血管、防治血液病及心脑血管疾患都有一定的作用。膳食中若维生素C缺乏或不足，人就会感到疲劳倦怠，甚至产生坏血病；常吃红枣可使人面色红润，容光焕发。维生素A、维生素B1、维生素B2，也是

养生先养气，养颜先养血

红枣的"常住户口"。因此，红枣有"活维生素丸"的美称。红枣所含的磷、钙也比一般果品高 2 ～ 12 倍。红枣中还含有人体内参与生理代谢的激素———环磷酸腺苷。红枣中还含有 14 种氨基酸，6 种有机酸，36 种微量元素等。

另外，红枣还是一种天然的美容护肤食品，它所富含的抗氧化维生素，有延缓衰老的作用。怪不得我的老师这么大年纪了，皮肤却年轻了十几岁，而且，单从外观上判断，她的身体各项指标都要比同龄人好。

因此，无论是从健康学的角度，还是从美容的角度来说，红枣和女人有着颇为密切的关联。

红枣的做法有多种，可以放在粥里，可以入菜，最为方便的是用三颗红枣泡水喝，这对于办公室的美女们来说，是最为简单、最实用的方法了。

不过，红枣虽好，也要分对象。体质虚、寒凉的女人可以多吃，本身比较燥热的人就不适合多吃。因为红枣甜，多吃容易生痰、生湿导致水湿积于体内，加重水肿症状。如果是外感风热引起的感冒、发烧以及腹胀气滞的人，也不宜食用。同时，因为红枣糖分丰富，糖尿病患者也不能吃。

人参补气有奇效，不过慎食为妙

在众多的补气佳品中，首选的当然是人参。我有一个朋友，她听了我的讲座后，回家就买了很多人参，每天用人参泡水喝，不光自己喝，他还鼓励十几岁的女儿一起喝，结果没过多长时间，就出现了头痛、烦躁不安、手足心发热、胸闷如堵、腹胀如鼓等症状。这下，她来找我，质问，"你不是说的吃人参可以补气，怎么我越补身体却越差，我女儿前几天还流鼻血了？"

听她这么一说，我真是哭笑不得。气固然很重要，但是又不能太过，过犹不及，这就是咱们中国哲学和医学中最智慧的一个地方。著名的中医大师朱丹溪曾经说过："气有余便是火。"张景岳说："气不足便是寒。"气大伤血，气太过了，血也会虚。常常会有病人问我，上火了，口腔溃疡，牙齿疼痛，咽喉干痛，身体感到燥热，大便干燥，应该吃什么药才能祛火。这个火，实际上说的就是我们身体内多出来的气。气太过了，就形成了火，火太大了，就会导致血在身体内肆无忌惮地乱行。所以人不能太寒，也不能火大。

像我那位朋友的女儿，喝了人参流鼻血还算是好的，如果是小伙子喝了的话，鼻血就会长流，因为他们本来就不缺气，一补就会补过了头，这样反而既伤了气又伤了血。

我认识一个老太太，常年会出现头痛头晕的现象，总以为是自己老了体虚。一次，她很久不见的女儿从外地回来了，一看见老母亲身体居然差成这样，就赶忙去药店买了点人参，回来蒸鸡吃，希望可以一下把老人家的阳气调动起来，可是结果却是吃完以后老太太当晚就不省人事，经医生检查确诊为"脑溢血"。听到这个消息后，女儿懊悔不已，本来是好心，结果办了坏事。

在中医看来，人参可谓是天下第一补气佳品，因此自古以来就是用于药膳的上等材料。《本草纲目》记载，人参能"补五脏，安精神，定魂魄，止惊悸，除邪气，耳聪目明、轻身，使人肌肤泽润，精力旺盛不易老，开心益智。久服可轻身延年"。意思就是，人参味甘，气微温，入五脏六腑，可谓补虚劳耗损、安养脏腑的圣药。对那些气虚体质者来说，用人参滋补身体应该是最相宜的。特别是平时疲倦乏力、长期失眠健忘的亚健康人群，可以少量地服用人参。而对于那些体质健壮，平时容易发火烦躁的人，则尽量不要服用。另外，如果有严重慢性病，如高血压、肾病，强烈过敏体质及有化脓性发炎的人，一定要慎服。

人参有很多做法，既可以入药，也可以泡酒，还可以磨成粉。如今都市的女人大多都患有气虚症，像面色苍白，头晕目眩，少气懒言，神疲乏力，甚则晕厥，在这里我给大家推荐一款人参汤圆，既可当作早点，也可当成夜宵，既补元气、滋养脏腑、活血通络，更有养颜护肤的效果。

做法如下：取人参粉 3 克，玫瑰蜜 15 克，樱桃蜜、黑芝麻各 30 克，鸡油 30 克，面粉 15 克，糯米粉 500 克，白糖适量。将鸡油熬熟后晾凉，把面粉放锅内炒至发黄，黑芝麻炒香后研成碎末，把玫瑰蜜、樱桃蜜压成泥状，然后把这些材料放在一起，加入人参粉和白糖搅拌均匀，即成汤圆心，再将糯米粉糅合均匀，包上汤圆心。最后待锅内清水煮沸时，将汤圆下锅煮沸即可食用。

人参并非一时的"兴奋剂"，它可以使人体质保持平行和正常状态，对身体各部位健康，发挥促进和调节的作用。假如你认为做法麻烦，又不想上火的话，那就应该掌握好量，可以天天都只吃一点儿，一般吃 1 ~ 3 克。

这里需注意的是，除了感冒发热之外，睡觉前最好不要食用人参。这是因为人参对大脑皮层有兴奋的作用，睡前服用容易导致失眠。吃人参最好别与萝卜同吃，包括胡萝卜、白萝卜和绿萝卜。这是因为萝卜中的胡萝卜素有分解和降低人参药效的功能。此外，由于茶叶、咖啡中的咖啡因等成分也会与人参发生化学反应，产生沉淀，以致疗效降低，因此食用人参前后都忌喝茶和咖啡。

早晚一杯茶，养心气治失眠

今天严女士来找我看病，严女士今年快四十岁了，曾有一段时间患上了重度失眠症，常常夜不能眠，或者睡后很容易醒，醒来后又无法入眠，如此反复让她疲惫不堪。这究竟是什么原因造成的呢？

严女士虽然事业成功，却依然单身。父母为女儿的终身大事发愁，但他们不知道女儿一直没能走出失恋阴影，所以父母屡次安排相亲，变成了对她的一种刺激。一段时间下来，严女士不仅人消瘦了，脾气也变得急躁易怒。晚上睡不好，白天没精神，经常感觉头昏眼花、头痛耳鸣，工作效率也下降了不少。后来吃了一段时间安定药，而且越吃剂量就越大。她担心吃多了上瘾，又怕有副作用，因而希望我能提供一个安全妥当的方法。

考虑到严女士的失恋和发病情况，觉得复杂的方法不适合她，于是就介绍了一个喝茶治失眠的轻松办法。早上 10 点前喝红茶，晚上喝五味子、柏子仁茶可安神、安眠。严女士听了觉得很奇怪，通常都说喝茶让人兴奋，那样岂不是越喝越失眠？

其实喝茶治失眠是有讲究的，早上喝和晚上喝作用各不相同。早上要喝普通的红茶有兴奋作用，目的是提神醒脑，这样白天精神才充足；晚上要喝枸杞子茶，用枸杞子 15 克，加柏子仁 15 克或五味子 10 克开水冲泡，加盖焖 5 分钟即成枸杞子茶，其中五味子、柏子仁这两味药都是中医里经典的宁心安神、安眠镇静类药物。对于严女士这样长期失眠，因失恋导致一系列心理压力的疲惫状态非常适合。

《本草纲目》记载，柏子仁具"养心气，润肾燥，安魂定魄，益智宁神"之效，五味子里的五味子甲素、维生素 C、醇乙，柏子仁里的柏子仁皂苷和柏子仁油均有改善睡眠的功效。至于枸杞子，虽然没有直接的安眠作用，但它却是一味滋补中药，可以抗疲劳，加快体内代谢产物的清除。

我还告诉严女士，除了喝茶外，最关键的是要保持心情放松、乐观，她正是因为失恋的心理打击才导致失眠。只有进行心理调节，过了失恋这道坎，想开了，这失眠就能完全消除了。

严女士回去后停了安定药，坚持用以上的偏方治疗了一段时间，果然每天晚上都睡得很好。而且在业余时间，她经常参加活动，广交朋友，渐渐地走出了失恋的阴影，不喝茶也能睡得着、睡得香了。又过了一段时间，她找到了自己的白马王子，从此她的失眠就完全断根，一去不复返。

我说，睡眠对于人的健康至关重要，甚至有人认为"睡眠是最好的药"。俗话说："千金难买好睡眠。"人一天一般需要 8 小时以上的睡眠时间，且应该保证睡眠的质量。

如果长期睡眠不足或睡眠质量太差，大脑的疲劳难以恢复，其机能就会受到严重影响，聪明人也会变糊涂。很多人的神经衰弱就是严重睡眠不足引发的。

陈皮、山楂，有效祛除黄褐斑

黄褐斑也被称之为肝斑、蝴蝶斑，是一种常见的颜面色素沉着斑，女性多发，主要是因为女性的内分泌失调、各种妇科疾病、肝肾疾病以及极大的精神压力等引起的。而从中医学的角度来讲，黄褐斑是因为邪犯肌肤，气血不和，肝郁气滞，气滞血瘀导致的。肝失条达，气机郁结，郁久化火，灼伤阴血等情况都会造成面部气血失和，脾气虚弱，运化功能减弱，从而不能使气血及时运送到面部位置而导致的。

王小姐就是因为黄褐斑的问题前来就诊。王小姐今年刚刚三十多岁，身体还算可以。但是，随着年龄的增长脸上的黄褐斑也随之增多，这让王小姐极为苦恼。黄褐斑也是身体亏虚的一种信号，所以，王女士希望通过吃中药调理自己的身体并且改善"面部情况"。

我先是了解了一下王小姐的情况，了解到，王小姐已经三十多了还是独身一人。父母经常催促其结婚，但是王小姐一直没有合适的对象。一方面是自己的年龄越来越大，一方面是父母的催促，这让王小姐非常苦恼。

王小姐的病主要是因为忧思烦闷，从而导致肝气受损，气机郁结，进而严重影响了身体的气血活动，最后在脸上呈现出病症。所以要想将黄褐斑治好，就必须补血调气。

我给王女士开的方子是，陈皮、山楂适量，加入开水之后煮沸，晾凉，最后加入蜂蜜就可以饮用了。山楂性微温，入脾、胃、肝经，有活血化瘀、消食健胃的功能。在《本草求真》之中记载："山楂，所谓健脾者，因其脾有食积，用此酸咸之味，以为消磨，俾食行而痰消，气破而泄化，谓之为健，止属消导之健矣。至于儿枕作痛，力能以止；痘疮不起，力能以发；犹见通瘀运化之速。"陈皮所起的作用包含三点，一是导胸中寒邪，二破滞气，三益脾胃。这三点之中最重要的就是行脾胃之气。蜂蜜营养成分是最为丰富的，能补虚缓中，在《本草纲目》之中记载，蜂蜜"和营卫、润脏腑，通三焦，调脾胃"，可以对黄褐斑起到辅助治疗作用。

　　王小姐按照这个方法服用一个多月，黄褐斑果然不再加重了，原先出现的也在不断地减退，皮肤也变得水润有光泽。

　　此外，不仅是山楂、陈皮。豆类也能起到治疗黄褐斑的作用。绿豆、黄豆、赤小豆各 100 克，洗净之后加水浸泡，捣汁之后再以水煮沸，调入白糖饮用，一日三次。中医学认为，黄豆可以令人长肌肤，补虚开胃，填精髓，益颜色，健身宁心，润燥消水，健脾宽中的功效。李时珍在《本草纲目》之中讲过，黄豆可以起到"容颜红白，永不憔悴""作澡豆，令人面光泽"。绿豆味甘性凉，有解毒清热的作用，在《本草求真》中提到，绿豆"能厚肠胃、润皮肤、和五脏及资脾胃"。赤小豆就是常说的红豆，也是中医常用的药材。在《本草纲目》之中记载，赤小豆"味甘，性平，排痈肿脓血，疗寒热，治热毒，散恶血，除烦满，健脾胃"。可见，这三种豆类都能够起到滋补气血、调和脾胃的功能。

气血衰少白头，就吃黑芝麻

　　正常人在进入老年时期头发自然变成白色，这是一种身体机能退化的表现，但是如果是少白头就应该引起我们的注意。少白头所说的是，在青少年时期或是青年时出现白色头发，最开始的时候会出现极为稀疏的少数白发，大多数首先出现在头皮的后部或顶部，夹杂在黑发之中是花白头发，此后随时间的推移，白发会突然或逐渐增加。

　　通常而言，很多先天性少白头的人都有家族遗传史，往往出生的时候就有白头发，或是头发变白要比正常人早，此外没有其他异常的表现；后天性少白头有多种原因，如缺乏蛋白质、长期营养不良、维生素以及某些微量元素（如铜）不足等，都会导致少白头；某些慢性消耗性疾病如结核病等也会造成营养不良，这些病症患者的头发都会要比正常人提前发白；有些年轻人在非常短的时间内，头发大量变白，这与情绪有很大的关系，如过度悲伤、焦虑等精神疲劳、严重的精神创伤等。

有一天晚上，我刚吃完晚饭，我姑姑给我打来电话向我询问治疗少白头的方法。我非常纳闷，就问姑姑怎么突然会问这个事情。原来，姑姑帮助一个亲戚找对象，小伙子人很精神，就是头发很白，让人觉得不舒服。就是因为头发的事情，对象不知道相看了多少个，始终没有如愿的，而且据那个小伙子说从小头发就是这样的。姑姑觉得不是个事，所以向我询问有没有什么好方法。

从中医学的角度看，与头发关系最为密切的脏器是肝肾，肾藏精，肝主血，其华在发，肝肾虚则精血不足，头上毛囊得不到充分的营养，其合成黑色素的能力减弱，就会出现白发。反之，肝肾强健，上荣于头，则人就生出乌黑浓密的头发。中医认为，"发为血之余"，头发的生长与气血的濡养有关。气血旺，那么头发就会非常旺盛的生长；气血衰，就容易出现少白头的现象，即使是家族遗传的情况，只要经过细心的调理，也可以长出乌黑浓密的头发。

我便将一个非常简单的方子告诉了姑姑：将白糖、黑芝麻粉等量均匀的搅拌，每天早晨晚上用温开水冲服，剂量控制在 50 克左右，也能将其冲入米粥、豆浆、牛奶之中，必须长期坚持服用。《日华子本草》中曾提到，黑芝麻有"补中益气，养五脏"之功，具有益气力、补肝肾、填脑髓、长肌肉的功效，针对肝肾精血不足而引起的须发早白、眩晕、皮燥发枯、脱发、五脏虚损、肠燥便秘等病症有治疗的作用，对于滋养头发、养发护发而言，更是效果明显。白糖性平味甘，可以起到生津润肺，补中缓急的作用。在《食疗本草》当中称其有"润肺气，助五脏津，补精血"的作用，对于肝肾精血不足、肺燥导致的皮肤干燥、久咳喉干或眩晕耳鸣、头发早白能起到治疗作用。

此后，姑姑经常向我"报告"病情，说那个男孩子的头发比先前强了很多，白头发渐渐少了，后长出来的头发也全是黑色的。我告诉姑姑，还可以对那个男孩子说，平时应该多锻炼一下身体，多吃些补气补血、保养肝脏的食物，头发变黑的效果会更好。

还有一个非常好的方子：黑芝麻 250 克，女贞子 500 克，用水煎服约 20 毫升，一日服两到三次。这个方子针对阴虚血燥型的白发有明显效果。女贞子性凉，味甘、苦，入肾、肝两经，有明目乌须、滋补肝肾的功效，针对少白头、肝肾阴虚，眼目昏暗，阴虚发热等病症有明显的效果。